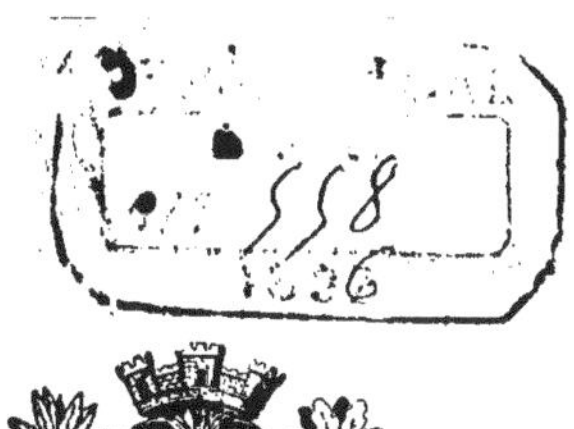

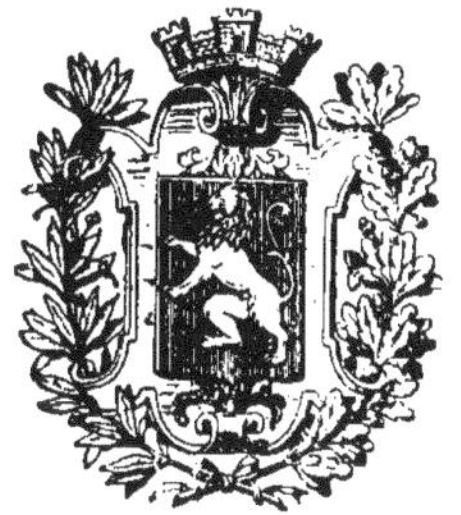

Dr SCHEFFLER
Médecin stagiaire au Val de Grâce

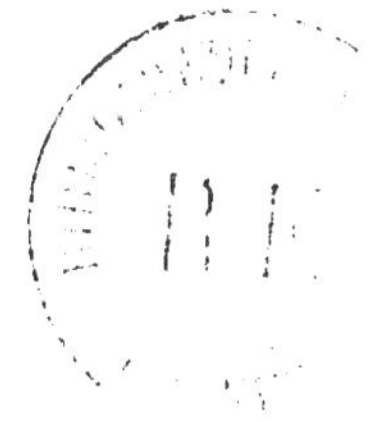

ÉTUDE MÉDICO-LÉGALE

DE

L'EXAMEN MENTAL DES VIEILLARDS

> Præteræa gigni pariter cum corpore et una,
> Crescere sentimus, pariter que senescere mentem
>
> Lucrèce

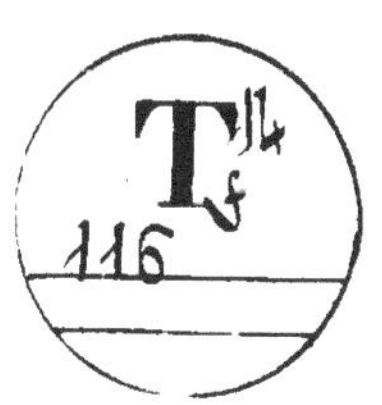

A.-H. STORCK, ÉDITEUR
LYON

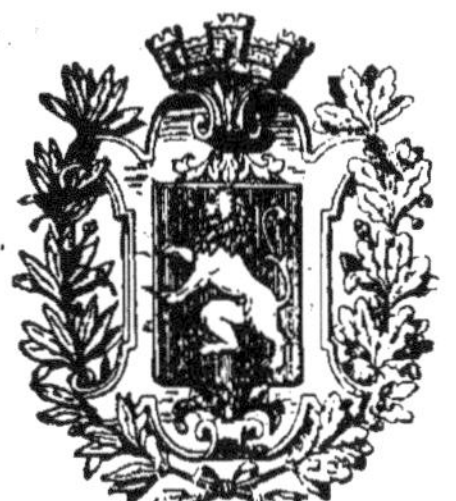

Dr SCHEFFLER
Médecin stagiaire au Val de Grâce

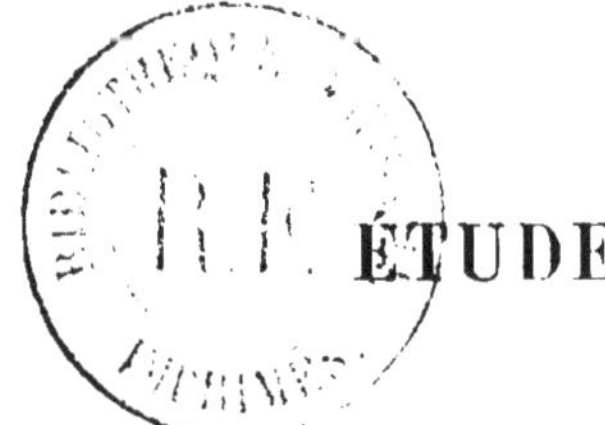

ÉTUDE MÉDICO-LÉGALE

DE

L'EXAMEN MENTAL DES VIEILLARDS

Præteræa gigni pariter cum corpore et una,
Crescere sentimus, pariter que senescere mentem

LUCRÈCE

A.-H. STORCK, ÉDITEUR
LYON

Avant d'aborder l'étude qui fait l'objet de notre travail inaugural, nous avons à cœur de remercier M. le professeur Lacassagne qui nous a fait l'honneur de présider notre thèse après nous en avoir indiqué le sujet.

Nous nous souviendrons toujours de l'enseignement clair et précis de ce maître. Ses leçons remplies d'idées philosophiques ont contribué pour la plus large part à nous faire apprécier l'étendue du rôle et des devoirs du médecin. En outre, au mieu de ses multiples occupations, M. le professeur Lacassagne ne nous a pas ménagé ses conseils, nous accueillant toujours avec la plus grande affabilité. Qu'il nous soit permis de lui adresser ici le témoignage de notre vive gratitude.

M. le professeur Florence a bien voulu s'intéresser à notre modeste travail. C'est avec la plus grande bienveillance qu'il a mis à notre disposition les résultats de sa longue expérience et de ses judicieuses observations. Nous lui en témoignons ici notre vive reconnaissance.

Nous remercions aussi tous ceux qui ont fait preuve à notre égard de sympathie ou d'affection.

PRÉLIMINAIRES

La vieillesse est et sera éternellement à l'ordre du jour, nous dit le professeur Diday. Pas une œuvre d'art ou de littérature où elle n'ait sa place, mais cette place n'est que rarement celle qu'elle obtenait aux fêtes publiques de Sparte. Souvent bafouée dans tout le théâtre ancien, chez les barbares, elle semblait plutôt une charge pesante, une période triste et malheureuse de la vie, qu'on abrégeait le plus possible.

D'après Strabon, les Caspiens mettaient à mort les vieillards de plus de 70 ans.

Bartholin raconte que les guerriers danois regardaient comme une honte de mourir de vieillesse et se suicidaient pour y échapper.

Sur les limites des terres des Wisigoths, il y avait un rocher, dit rocher des aïeux, du haut duquel les vieillards se précipitaient lorsqu'ils étaient las de la vie.

Le stoïcien ne disait-il pas : *Mors summum bonum diis denegatum ?* De nos jours encore, les voyageurs racontent que dans des régions de l'Afrique centrale, les vieillards reçoivent la mort de la main de leurs enfants.

Vivre, c'est en même temps changer et demeurer sans cesse, disait Royer-Collard ; la vieillesse est donc l'acheminement naturel et sans secousses vers la perte de l'instabilité, vers la mort ; mais pour le monde, c'est la perte de la faculté de jouir de la vie. « L'on espère de vieillir et l'on craint la vieillesse. » (Labruyère). Souvent même, l'on est mal vu d'avoir l'audace de parler de vieillesse à des hommes, et surtout à des femmes qui ont passé la cinquantaine.

« Bien peu savent avoir pour eux et les autres la coquetterie de l'âge. » (Boy-Teissier).

Cependant, il s'est trouvé un homme d'une valeur indiscutable, Cicéron, pour faire entendre un plaidoyer chaleureux en faveur de la vieillesse. Son *de Senectute* en est un tableau de magnifique glorification. « Certes, dit-il, ce n'est ni par la force ni par l'agilité que se traitent les grandes affaires, c'est bien plutôt par la prudence, l'autorité, les bons avis ; toutes choses qui loin de manquer aux vieillards se trouvent chez eux à un degré supérieur. »

Mais Cicéron était avocat, et le médecin, au contraire des autres hommes, doit abandonner presque toujours le côté poétique des caractères, pour considérer avant tout la réalité, — triste et froide souvent, mais dont le mérite est celui d'être la réalité même. D'ailleurs, pour Cicéron qui ne considère que l'affaiblissement physique, l'esprit resterait insénescible.

Malheureusement, la décadence intellectuelle accompagne souvent la déchéance organique.

Lucrèce l'avait vu quand il disait :

Præteræa gigni pariter cum corpore et una,
Crescere sentimus, pariter que senescere mentem.

La même pensée a été reprise par le poète français :

Le temps qui change tout change aussi nos humeurs,
Chaque âge à ses plaisirs, son esprit et ses mœurs.

Qu'est-ce donc que la sénilité? — Pour Cicéron c'est une maladie : « *Senectus ipsa morbus.* » Pour M. Boy-Teissier, c'est un fonctionnement en moins, c'est une manière d'être de l'organisme tendant à diminuer l'intensité des fonctions, dans des organes que la durée même de leur fonctionnement a lassés et rendus moins actifs.

On décrivait autrefois l'évolution de l'être comme limitée à trois étapes, et l'on disait, les êtres vivants naissent croissent et meurent. Mais on laissait ainsi dans l'ombre la période de décroissance. cette période pendant laquelle l'être vivant s'achemine souvent si lentemen vers la mort. La nature, en effet, agit toujours d'une façon fidèle à ses principes, c'est-à-dire par nuances insensibles.

La vieillesse est la décadence normale, la période physiologique, intermédiaire à la croissance et à la mort. C'est une transition dont les limiter sont mal déterminées au début, dont le terme peut être avancé ou précipité par des accidents locaux qui hâtent la chute de l'organisme.

Rarement en effet, la mort est le résultat d'une altération d'ensemble. Mais si nous en croyons M. Boy-Teissier, le tableau de cette mort par sénilité est exempt de tristesse et d'angoisse ; car il ne comporte aucune douleur : Il y a diminution progressive et sans à-coups de toutes les activités organiques. C'est un tableau de calme, d'assoupissement, d'annihilation lente qui laisse à peine percevoir le moment précis où toute activité a définitivement disparu. Malheureusement, cette mort si calme est très rare, et nombre de médecins d'asile ne l'ont jamais observée.

Notre travail comprendra trois parties.

Après un court aperçu de l'aspect général du sénile, et un bref exposé des lésions de la sénilité, nous nous proposerons :

Dans une première partie, d'étudier la dégénérescence graduelle des facultés chez le vieillard et les conséquences de cette dégénérescence au point de vue médico-légal.

Dans une deuxième partie, nous étudierons la sénilité précoce, et dans la troisième partie, nous exposerons succinctement les modifications que la sénilité peut apporter à l'éclosion et aux manifestations des différentes psychoses.

INTRODUCTION

LA SÉNILITÉ EN GÉNÉRAL

L'évolution sénile est un phénomène physiologique. En dehors d'une diathèse et de la maladie, l'homme subit une infinité de changements qui le mènent, lentement, mais sûrement vers la vieillesse.

Tout homme vieillit, mais pourquoi et comment? « Pourquoi, dit Reveillé-Parize, parvenue à son plus haut point de force et d'équilibre entre l'action de composition et d'élimination, la puissance conservatrice cesse-t-elle de maintenir la balance égale? » On ne peut résoudre ce problême.

Cependant, le séjour de certaines localités est une cause puissante de vieillesse prématurée. Telles sont les contrées marécageuses (Montfalcon). Haller affirme que la vieillesse est d'autant plus précoce qu'on s'avance davantage vers le midi, d'autant plus retardée qu'on remonte vers le nord.

C'est en Russie que l'on compterait le plus grand nombre de centenaires. Buffon dit que les Groenlandais parviennent presque tous à une vieillesse avancée, et sont même si vigoureux qu'on a peine à les distinguer d'avec les jeunes gens.

En France, le classement par départements montre que c'est le département des Basses-Pyrénées où la moyenne de la vie est la plus élevée. Les professions influent aussi sur la longévité des humains ; d'après Casper, ce sont les ecclésiastiques qui vivent le plus longtemps, les médecins au contraire ne parviendraient que rarement à une vieillesse avancée. Disons aussi que la femme vieillit plus vite que l'homme. Pour Hippocrate la vieillesse commence à 56 ans, pour Daubenton à 63 ans, Flourens la fait débuter à 70 ans, le professeur Lacassagne à 60 ans. L'administration des hospices de Lyon ne reçoit dans les asiles que les vieillards âgés d'au moins 70 ans.

Le professeur Florence admet que la vieillesse commence au moment où tombe la première dent définitive.

Ces divergences s'expliquent, car dire où commence la vieillesse est impossible.

« Pour déterminer les âges, dit Esparron, élève de Bichat, je ne dois parler que de l'état des organes ; il est plus consolant pour l'homme de penser qu'il peut allonger ou racourcir la durée de son existence par l'emploi sage ou mal entendu des forces qui lui sont confiées. »

En effet, la vieillesse partielle est beaucoup plus fréquente que la vieillesse d'ensemble. Cependant, il y a quelques caractères physique et anatomiques marquant un âge avancé et la décadence de l'organisme.

Certaines modifications d'ensemble frappent immédiatement les regards. La peau est sèche et ridée, les cheveux rares et grisonnants; le corps est voûté et ramassé sur lui-même, l'éclat des yeux est affaibli par l'arc sénile, lequel est souvent héréditaire. Les mouvements sont lents, la démarche plus ou moins assurée, quelquefois on observe un tremblement de la tête ou des membres; à un âge très avancé, les yeux s'enfoncent profondément dans l'orbite. Les réflexes vasculaires sont peu marqués, le visage rougit et pâlit difficilement.

Tout ceci correspond à une atrophie générale de l'individu, car en même temps que la taille diminue, le poids du corps s'amoindrit. La désassimilation est plus forte que l'assimilation, la destruction ou atrophie domine la construction ou hypertrophie physiologique des organes.

L'émaciation dont il s'agit est la conséquence d'un processus atrophique qui porte son action non seulement sur les muscles, mais aussi sur le squelette et les organes splanchniques.

Les os présentent une atrophie marquée, cause souvent de fractures spontanées (Pr Florence); les cartilages intervertébraux s'affaissent Les articulations deviennent raides. Le cœur et les reins ne diminuent pas mais ils s'altèrent.

Les organes génitaux, flasques, sans élasticité, deviennent moins aptes à l'érection. Les testicules ne sont que peu ou pas atrophiés, mais la secrétion spermatique quoique conservée est amoindrie et contient moins de spermatozoïdes.

La moelle, le cerveau, les troncs nerveux diminuent de volume. A un premier degré, il y aurait atrophie simple, c'est-à-dire diminution de volume sans modification essentielle, à un autre degré, l'atrophie s'accompagne d'un travail dégénératif. Les cellules cérébrales deviennent le siège d'infiltrations pigmentaires (Vulpian). La névroglie suivant Wirchow tend à prédominer dans l'encéphale sur les éléments nerveux.

Pour Canstatt, cette atrophie simple ou compliquée de dégénérescence n'est qu'un phénomène particulier de l'évolution cellulaire. Pour lui, l'évolution sénile est une conséquence de la vie cellulaire.

Toute cellule organique, arrivée au maximum de développement, cesse de s'accroître, et au bout d'un certain temps, finit dans la désintégration granulo-graisseuse. Mais, si elle trouve dans son renouvellement moléculaire, les conditions même de sa vitalité, elle a besoin de conditions extrinsèques, extérieures à elle qui assurent sa nutrition.

Quand celles-ci ne sont plus suffisantes, la vitalité cellulaire est compromise, elle déchoit, devient sénile et meurt.

De sorte que le processus général de la sénilité doit être cherché dans les artères dispensatrices de la nutrition, et comme le disait si bien Cazalis, on a l'âge de ses artères. La dégénérescence graisseuse, l'athérome, cette « rouille de la vie » du professeur Péter, la périartérite et les anévrysmes miliaires, sont les tares les plus habituelles des vaisseaux.

Ces altérations vasculaires retentissent surtout sur le cerveau, qui comme on le sait est très sensible aux variations de l'irrigation sanguine, si bien qu'on peut dire aussi en imitant la phrase de Cazalis : On a l'âge de son cerveau (Pr Florence).

Les organes des sens sont aussi atteints par la sénilité.

La peau, cette grande membrane nerveuse d'enveloppe s'atrophie. Les spécialisations de la sensibilité périphérique, les papilles, diminuent de nombre et de volume (Patenostre).

La sclérose du tympan rend l'ouïe plus dure, le pouvoir d'accommodation diminue : le vieillard devient presbyte.

C'est ainsi que le sénile se ferme au monde extérieur.

Ces altérations, dépassant quelquefois les limites physiologiques, sont capables d'amener des troubles fonctionnels importants. De plus, les maladies, viennent le plus souvent accentuer ou précipiter la marche de la sénilité. L'état pathologique et physiologique semblent se confondre (Charcot).

Que doit-il résulter au point de vue mental de ce grand désastre de tout l'individu ? C'est ce que nous allons rechercher maintenant.

PREMIÈRE PARTIE

CHAPITRE PREMIER

D'après Morel (*Traité des maladies mentales*, p. 837), le plus grand nombre des humains est soumis à la loi de décroissance des facultés. « En examinant, dit-il, la démence dans son acception la plus large, nous restons malheureusement convaincus que, en dehors de l'aliénation, cette terminaison fatale est le lot inévitable de l'humanité. »

Nous n'hésitons pas, avec le professeur Florence, à trouver cette opinion exagérée. Au début de notre travail, nous insistons tout particulièrement sur le fait suivant : si, comme le veut Morel, les vieillards marchent sur le chemin de la démence, un petit nombre seulement, parvient à la dernière étape, c'est-à-dire au gâtisme.

Grâce à l'obligeance de M. le professeur Florence qni nous a ouvert les portes de l'hospice des vieillards de Lyon, nous avons pu constater que nombre de séniles arrivaient à un âge avancé pleins de gaieté et d'entrain. Beaucoup s'intéressent de la façon la plus vive aux livres que l'on met à leur disposition. Certains ont même la plaisanterie facile, et, débarrassés des soins de la vie matérielle, laissent libre cours à leur facétie naturelle.

Dans une condition sociale plus élevée, il n'est pas rare, on peut même dire qu'il est fréquent, de rencontrer d'aimables vieillards, indulgents pour les fautes de ceux qui les approchent, instruits, s'intéressant aux découvertes nouvelles et croyant fermement aux progrès des siècles futurs. Leurs avis sont toujours empreints du plus grand bon sens, fruit d'une longue expérience, leurs jugements marqués au coin d'une sage pondération.

Il est fréquent aussi, surtout dans les pays de vignobles, de trouver des vieillards aux pommettes rosées, heureux de vivre, contents de leur sort quelque modeste qu'il soit ; ils aiment à se mêler aux jeunes gens, à leur raconter les événements du passé, à leur donner des conseils et des avis.

Nous verrons plus tard en traitant de l'insénescence, que nombre de savants et d'artistes continuent à travailler et à produire jusqu'à un âge quelquefois très avancé.

Malheureusement, cette vieillesse n'est pas le lot que la nature réserve à chacun des humains et parfois la sénilité entraîne avec elle un affaiblissement marqué des facultés et des sentiments.

Nous diviserons en trois périodes ce processus de

dégénérescence mentale : ces trois périodes admettant entre elles une foule d'intermédiaires.

A un premier degré, le vieillard reste maître de ses facultés, il reste stationnaire, mais n'acquiert plus.

A un deuxième degré, l'affaiblissement des facultés commence; c'est en somme la préface de la démence.

Enfin, *à un troisième degré*, c'est la démence confirmée.

Considérons donc les premiers signes de ce déclin naturel des facultés mentales qui accompagne la vieillesse.

D'abord, il y a une tournure spéciale de l'esprit qui est propre à cet âge. L'homme agé est sagace, prudent, circonspect, sobre de conjectures, d'un jugement mûr, mesuré dans son langage comme dans ses gestes ; il forme ses idées comme il accomplit ses mouvements, avec lenteur et précaution, car il a perdu beaucoup de l'énergie et de la souplesse du corps et de l'esprit.

Son imagination est moins brillante et moins féconde, il y a de la langueur dans ses facultés intellectuelles, bien que, sous l'influence d'une vive excitation, elles puissent momentanément recouvrer toute leur ancienne énergie.

Il ne prend plus intérêt aux choses du présent, et ne les apprécie pas avec justesse ; il se fait difficilement aux nouveautés et refuse de prendre part aux tentatives d'innovations, pour lesquelles, loin de se montrer favorable, il n'éprouve que de l'antipathie.

Il n'a plus d'initiative, toute entreprise lui fait peur, il n'accepte que les leçons du passé; *laudator temporis acti*, il condamne souvent comme révolutionnaires ce qu'il devrait applaudir comme le cours d'une évolution naturelle vers le progrès.

Un des premiers symptômes ressentis par ceux qui, ayant atteint le faîte se préparent à descendre, est une incapacité absolue d'assimiler des connaissances nouvelles.

A ce propos, le professeur Diday raconte lui-même ses déceptions, lorsque, déjà vieux, il désirait apprendre le piano.

Il décrit, d'une façon spirituelle et cependant mélancolique, la peine qu'il avait à déchiffrer les notes de musique. La clef de *fa* semble avoir été pour lui un véritable cauchemar.

« Ce labeur, dit-il, qui se prête admirablement à la mémoire d'un enfant, pesa lourdement sur mon vieil encéphale ; il fut l'occasion d'une dyspepsie. »

Malgré le ton plutôt enjoué qu'emploie l'auteur, on sent en lui une irritation sourde contre lui-même et contre la nature, qui l'immobilise et arrête ses désirs.

Comme le premier résultat de ce déclin qui commence est l'affaiblissement pour le cerveau de la faculté d'assimilation, le vieillard n'est plus capable de recevoir ou de comprendre les enseignements du présent.

Il perd ainsi ce qui est essentiel pour l'intelligence et le jugement des événements actuels, de sorte que, si le trésor de son expérience le rend précieux dans le conseil, il est imprudent de se confier à lui pour l'action.

Notons donc que la perte de la faculté de ressentir ou de saisir la qualité ou la portée des événements est le commencement de ce déclin.

En outre, il n'y a pas seulement chez le vieillard, répugnance ou inaptitude à recevoir de nouvelles impressions, il y a surtout incapacité de les retenir (Maudsley).

Les opérations de l'esprit prennent de jour en jour plus d'hésitation et de lenteur. Le caractère devient de plus en plus timide, défiant, ennemi de toute entreprise hasardeuse. — La volonté est moins énergique.

A ce premier degré de la défaillance de l'intellect, on peut ajouter aussi le déclin des facultés morales qui accompagne ordinairement la vieillesse.

La difficulté d'être, nous dit Cabanis, augmentant dans une progression continuelle, le sentiment de la vie ne se répand plus au dehors. Une nécessité fatale replie sans cesse le vieillard sur lui-même, et son égoïsme est l'ouvrage immédiat de la nature. »

Sans pitié pour les autres, exclusivement occupés d'eux-mêmes et de leur bien-être personnel, très exigeants, certains vieillards font preuve d'un égoïsme véritablement féroce ou d'une vanité ridicule.

Dans son livre *le Caractère*, Azam cite une anecdote typique qui le prouve très nettement.

« Un jour, un vieillard infirme, soigné avec le plus

grand dévouement par une domestique à laquelle un accident avait fait perdre un œil, disait à sa fille : Quel malheur que Marie n'ait plus qu'un œil. — Certes mon père, c'est un grand malheur. — En effet, si elle devenait aveugle, que deviendrais-je ?

Outre cet égoïsme, manifestation directe et exagérée de l'instinct de conservation, Auguste Comte a signalé chez le vieillard la prédominance de l'instinct de propriété, qui n'en est qu'une variété. Pour lui, le fait même de laisser cet instinct se manifester librement constitue la preuve d'une régression vers l'animalité.

Cet instinct conservateur est très manifeste chez l'enfant, qui amasse et cache tout ce qu'il trouve.

Comme lui, le vieillard garde et amasse les objets les plus futiles et les plus inutiles. Le plus souvent, ce sont des vêtements hors d'usage, des papiers ou des livres sans valeur.

Auguste Comte base son opinion sur ce fait que certains animaux ont cette manie développée jusqu'au vol.

> La vieillesse chagrine, incessamment amasse,

nous dit Boileau, eh bien, le besoin d'acquisition, qui fait tant de collectionneurs, l'avarice quelquefois sordide des vieillards et que Balzac a si bien mise en relief, sont encore des expressions indiscrètes de cet instinct, un des plus puissants de la nature humaine.

Souvent, outre une certaine irascibilité, on observe dans le caractère une teinte mélancolique plus ou moins accusée — on dit alors que le vieillard est chagrin, morose ; et pourtant, que de droits le vieillard n'a-t-il pas à l'indulgence de son prochain ; lui, le plus pardonnable des mélancoliques.

« Décadence physique, entraînant vers les rouages d'un corps usé, rouages inaperçus tant que leur organisation et leur jeu ont été normaux, une attention mêlée de méditations parfois douloureuses, mais s'opposant toujours à la libre expansion d'une âme jusque-là tout-à-fait maîtresse d'elle-même. Mais, surtout et avant tout, que de sujets de tristesse pour ceux qui sont nés et sont restés bons, dans tous ces liens brisés, tous ces amis enlevés, soit par la mort, soit par l'inconstance, dans la vue du déclin progressif de ceux qui restent encore, et dont chaque ride, comme un miroir, rappelle à leurs contemporains que le temps accomplit rapidement son œuvre. » (Reveillé-Parize).

Quelquefois, à cette première période de la déchéance, se font jour certaines manifestations érotiques que nous verrons s'accentuer dans la suite, à mesure que nous avancerons dans l'étude de la désintégration mentale due à la sénilité.

On voit des vieillards à organisation plus ou moins décrépite, rêvant de voluptés, un pied dans la tombe, tâcher d'effeuiller des roses sur un linceul (Reveillé-Parize).

Les esprits les mieux doués, les hommes les plus éminents ne semblent pas avoir été à l'abri de ces tardives tentations.

« Vieux fou, vieux misérable » se disait Diderot, âgé de soixante-deux ans, et amoureux de toutes les femmes! « Quand donc cesseras-tu de t'exposer à l'affront d'un refus ou au ridicule ? »

Montaigne, vieux, avoue nettement « s'être laissé aller, autant licencieusement et inconsidérément qu'un aultre au désir qui le tenait saisi — *et militari nec sine gloria*, ajoute-t-il avec une véritable jactance gasconne.

Citons aussi Richelieu, Lauzun qui abusèrent de tous les plaisirs jusqu'à un âge avancé.

Mais ces tendances licencieuses peuvent s'accentuer, au grand préjudice de ceux qui s'y laissent entraîner.

Beaucoup de vieillards, se fiant en quelque sorte à leur impuissance même, se livrent sur des personnes de sexe différent à des simulacres que leur imagination complaisante cherche à revêtir des apparences regrettées.

Ce simple ressouvenir d'habitudes auxquelles on a, paraît-il, tant de peine à renoncer, ces ombres d'émotion agissent profondément sur le système nerveux déjà débilité et en hâtent la chute.

C'est bien pis, lorsque l'imagination déprave les sens, quand le désir parlant encore, la nature se tait ou refuse, on a recours à des surexcitations artificielles, et on paie cher de pareilles folies.

Un vieux poète français, Hardy, dit à un vieillard épousant une jeune fille :

On ne se servira que d'un même flambeau,
Pour te conduire au lit, et du lit au tombeau.

Nous devons considérer ces désirs tardifs comme une manifestation inconsidérée de l'instinct de reproduction.

D'après ce que nous venons de voir des manifestations primitives de la vieillesse, nous pouvons inférer qu'un petit nombre d'hommes seulement arrivent dans leur vieillesse, à un point désirable de pondération vitale et intellectuelle.

En résumé, le premier degré de la sénilité que nous venons d'étudier est caractérisé, au point de vue intellectuel :

1° par une diminution d'activité ; 2° par l'impossibilité d'assimiler des connaissances ou des idées nouvelles, ou tout au moins la difficulté de le faire ; 3° par une puissance de volonté moindre, amenant la défiance et la timidité.

Au point de vue moral, il est caractérisé par des manifestions exagérées : 1° de l'instinct de conservation ; 2° de l'instinct de propriété ; 3° de l'instinct de reproduction. En un mot, la sénilité, non seulement laisse persister les impulsions instinctives, mais encore elle les met en relief, par ce fait, que celles-ci sont moins bien tempérées, par le jeu des facultés de l'intelligence et du caractère.

C'est à ce premier degré de sénilité que parvient le plus grand nombre des vieillards.

Pour tout le monde, leur intelligence reste intacte ;

la famille seule s'aperçoit que le vieillard a baissé, que son caractère a changé, ou que ses idées sont moins vives et moins assurées.

Le plus souvent, ils en restent là jusqu'à la fin de leur vie, mais souvent aussi, ils arrivent par nuances insensibles à la deuxième période, celle que nous avons appelée la préface de la démence.

CHAPITRE II

Cette période d'affaiblissement général où l'homme s'achemine au néant est caractérisée par la disparition graduelle de l'intelligence d'abord, du sens moral ensuite, et enfin par le retour à l'instinct. C'est dans cet ordre que nous étudierons les effets du processus de désintégration sénile, le même ordre d'ailleurs que nous avons suivi pour l'étude du premier degré de la sénilité.

Dans la destruction progressive des facultés, la première atteinte est la mémoire.

La loi de régression des souvenirs a été bien étudiée par M. Ribot, et cette loi nous pouvons la formuler ainsi :

1° Les faits anciens disparaissent avant les faits récents ;

2° Les acquisitions se perdent dans l'ordre inverse où elles ont été faites.

Ceci tient à ce que la dégénérescence dont les cellules nerveuses sont le siège empêche les impressions nouvelles de s'y fixer d'une manière durable.

Cette question de la disparition graduelle de la mémoire est extrêmement importante, car la capacité testamentaire d'un vieillard est souvent contestée par des héritiers déçus; de plus, l'examen est très difficile et la réponse de l'expert souvent de nature à provoquer la critique.

Le vieillard perd d'abord la mémoire des faits récents.

Les impressions récentes sont correctement perçues, mais ne sont pas retenues; la visite d'un ami ou un autre événement de ce genre peut exciter l'intérêt du sujet dans le moment, mais il est complètement oublié au bout de quelques jours. Les impressions causées par les faits actuels ne subsistant pas dans l'esprit, tandis que les idées du passé y demeurent, il en résulte un manque de connexion entre les faits de la vie journalière et les pensées habituelles.

Qu'on suppose un vieillard dans cet état, venant d'apprendre qu'une propriété lui a été léguée ou que l'un de ses héritiers vient de mourir, il est fort possible qu'il n'en garde aucun souvenir; tout en restant apte ou à peu près à raisonner dans la sphère des choses qui lui sont demeurées en mémoire : par conséquent, tout en restant capable de faire un juste et raisonnable emploi de la fortune qu'il se connaissait précédemment, et d'en disposer équitablement envers les personnes que sa mémoire lui rappelle. Il peut encore arriver, qu'ayant fait son testament, il ne s'en souvienne plus, et au bout de quelque temps parle encore de rédiger ses dernières volontés.

De là souvent, dans ces sortes de cas, l'apparence d'une aberration mentale plus grande que celle indiquée par les faits lorsqu'on les étudie de très près.

En effet, si l'attention du vieillard est fortement fixée, vivement excitée par un stimulus quelconqne, si on lui expose clairement les choses, il les comprendra très correctement et portera sur elles un jugement sain.

Mais cependant, quelques heures ou quelques jours plus tard, si on l'interroge, peut-être ne pourra-t-il plus rendre compte de ce qu'il a dit ou de ce qu'il a fait.

Il peut très bien, en somme, être en état de faire un testament, tout en étant incapable par la perte de sa mémoire de prendre soin lui-même de sa fortune et de gouverner ses affaires (Mandsley). Pour Taylor un défaut de mémoire pris isolément chez une personne âgée ne prouve rien au point de vue de la capacité testamentaire.

Cependant, dit-il, les testaments faits dans un âge avancé sont quelquefois discutés, en se fondant soit sur une défectuosité mentale, soit sur ce que le testateur, en état de faiblesse d'esprit, a été soumis à un contrôle ou à une influence de la part de personnes intéressées.

Un médecin est quelquefois dans une situation grave, en devenant le témoin d'un testament, sans s'assurer d'abord de l'état mental du testateur (cas de la duchesse de Manchester, 1854). Taylor indique un bon moyen de s'en rendre compte; c'est de lui faire répéter de mémoire ses dispositions dernières.

Il prétend, en outre, que quelquefois, l'approche de la mort a pu servir de stimulus, sous l'influence duquel on aurait vu l'esprit affaibli par l'âge s'éclairer tout à coup et le sujet montrer ainsi sa capacité à disposer de ses biens.

Sous l'influence de la perte de la mémoire, il arrive souvent que les vieillards répètent plusieurs fois la même chose, oubliant l'avoir déjà dite, ils radotent.

Ils ne se rappellent plus qui ils ont vu la veille ou le matin, tandis que leurs souvenirs de jeunesse restent intacts. Aussi, est-il naturel qu'ils aiment à en parler, puisque ce sont les plus vivaces et qu'ils se présentent plus nettement à leur esprit.

De cette incapacité à faire de nouvelles acquisitions et à retenir les faits les plus récents, résultent une certaine incorrection, un manque de suite dans la conduite, et certains actes contraires aux convenances sociales.

Bientôt, ce ne sont pas seulement les acquisitions nouvelles qui sont impossibles, les anciennes sont entamées à leur tour.

Au passé, laborieusement acquis, mis en réserve et plus stable, va s'attaquer le mystérieux travail qui sape l'édifice. Les connaissances scientifiques, littéraires, les notions professionnelles vont s'envoler.

Un exemple remarquable d'amnésie rétrograde est cité par Taine dous son livre *l'Intelligence.*

« On a vu en Russie, dit-il, un célèbre astronome oublier tour à tour les événements de la veille, puis ceux de l'année. puis ceux des dernières années, et ainsi de suite. la lacune gagnant toujours, tant qu'enfin, il ne lui restait plus que le souvenir des événements de son enfance.

« On le croyait perdu quand, par un arrêt soudain, la lacune se combla en sens inverse, les événements de la jeunesse redevenant visibles, puis ceux de l'âge mûr, puis les plus récents, puis ceux de la veille. La mémoire était restaurée entière quand il mourut. »

Mais la guérison n'est pas la règle, c'est la très rare exception. Les connaissances d'ordre intellectuel se perdent donc peu à peu, les plus complexes avant les plus simples, les plus abstraites avant les plus concrètes. Les souvenirs disparaissent en descendant vers le passé.

Freund publie une observation où les troubles de la mémoire tenant une place prépondérante dans le tableau clinique, confirment absolument la loi de régression.

La malade dont il s'agit, outre différents troubles de la mémoire, était atteinte d'agraphie amnésique, sans alexie, et il est bien évident qu'elle avait appris à lire avant de savoir écrire.

Si l'amnésie ne laisse subsister dans l'esprit que les idées d'autrefois, le vieillard revient à son ancienne personnalité, sa personnalité est dite rétrograde.

Il oublie certains noms propres, juge avec ses impressions de jeunesse. Quelquefois même, certains vieillards dont la personnalité rétrogade est arrivée à a période correspondant à la vingtième année par exemple, veulent s'habiller en jeune homme, et mener joyeuse vie (Pierret).

Quelquefois, érotiques régressifs, ils s'adressent à des sujets trop jeunes, épousent des femmes qui les exploitent et deviennent facilement exhibitionnistes.

Les excès de coït auxquels ils se livrent hâtent souvent la marche de la déchéance et mènent à la démence.

Le docteur Day (*Annales médico-psychologiques* 1852), cite en effet un cas de démence sénile au début, dû à des excès vénériens.

« Un homme de soixante-dix ans, marié à une jeune femme aimable, en voyait une autre tous les soirs. Il fut atteint, subitement, d'une grande prostration des forces, d'étourdissements, d'amnésie.

« Son indifférence pour ses affaires était complète.

» Il confondait les mots, pour désigner différents objets, mais reconnaissait celui qui convenait si on le prononçait devant lui. Le cas se termina, paraît-il, par la guérison. »

La mémoire est le grand facteur de toute perception, en effet, pour percevoir clairement, il faut comparer ce que l'on perçoit à ce que l'on a déjà perçu antérieurement ; identifier au groupe de perceptions antérieures de même ordre, la perception actuelle, et en même temps, la différencier des groupes de perceptions voisins.

On conçoit dès lors que, après la perte de la mémoire, et quelquefois en même temps qu'elle, survienne une altération de la faculté de perception.

Ordinairement, l'individu ne saisit plus toutes les qualités de l'objet, et, par suite, se méprend sur l'identité des personnes ou des lieux.

« L'activité de son esprit n'entrant en jeu que pour ce qui concerne le passé, la mémoire du laps de temps qui le sépare de ce passé étant perdue, et les facultés de perception émoussées, le vieillard prend pour des réalités l'enchaînement de ses souvenirs, et il cause comme s'il se trouvait actuellement en un lieu où il s'est trouvé jadis, ou bien, il suppose qu'une personne qu'il voit pour la première fois est une autre personne qu'il a connue depuis des années.

« Néanmoins quand on appelle son attention sur ces erreurs, il les reconnaît, et s'étonne même d'avoir pu les commettre, quitte à y retomber le lendemain. » (Maudsley.)

Après la mémoire, la faculté de perception, c'est l'association des idées qui est atteinte.

Le vieillard devient peu à peu incapable de créer de nouvelles associations, ou bien, s'il en crée, elles manquent d'adhérences et ne tardent pas à se dissccier.

L'impression, transmise de la périphérie, diminuée déjà par l'atrophie des organes sensitifs, explorateurs périphériques, n'a plus trouvé dans le centre occipital, qu'une cellule inhabile à élaborer la sensation, et dans les centres blancs qu'une fibre nerveuse incapable de la transmettre intégralement au lobe frontal.

Celui-ci lui-même ne peut condenser les associations comme il est capable de le faire chez l'adulte.

Il n'y a plus place alors pour une association convenable d'idées affaiblies, il y a déséquilibration, désharmonie des centres. Ajoutons encore que l'esprit du vieillard a de moins en moins la force de reproduire ou de rassembler les idées, en sorte que, celles-ci ne peuvent plus être rappelées par l'enchaînement qui les associait les unes aux autres.

Enfin, de ces trois causes combinées, défaut de mémoire, défaut de perception et défaut d'association, résulte nécessairement l'impossibilité de combiner les idées ou les sentiments du présent avec les sentiments ou les idées du passé, en un nouveau produit de l'activité mentale : c'est-à-dire un défaut d'imagination productive.

La vivacité moindre des impressions périphériques explique pourquoi chez le vieillard, l'attention involontaire, réflexe pour ainsi dire, n'est plus guère éveillée.

Quant à l'attention volontaire, voulue, dont M. Ribot a dit qu'elle signifiait « concentration et inhibition de mouvements », le vieillard ne peut plus aussi nettement la fixer. Sa pensée tremble comme ses muscles. Il ne peut pas plus la guider que ses membres et, s'il porte le masque de cette attention passée, le rouage est usé et le fonctionnement défectueux.

La volonté, cette expression d'un déterminisme qui n'existe qu'en raison d'une exacte appréciation des moyens à employer et d'une appréciation rationnelle d'un but à atteindre, diminue à son tour, et sa disparition n'est que la conséquence fatale de la diminution des autres facultés intellectuelles.

La dissolution de la volonté suit une marche régressive, du plus volontaire et du plus complexe, au moins volontaire et au plus simple, pour aboutir enfin à l'automatisme. Les conceptions les plus vastes, celles qui ont été acquises en dernier lieu, et qui étaient entrées les dernières dans la sphère des motifs d'action, s'effacent les premières, et le cercle de l'activité volontaire se rétrécit ainsi peu à peu.

C'est à la diminution de la puissance volontaire, qu'on a attribué la fréquence énorme du suicide chez les vieillards. En effet, trente pour cent des suicides sont des suicides de séniles. De plus, le nombre des suicides augmente proportionnellement avec l'âge des suicidés.

C'est donc à tort que l'on a avancé d'une manière générale que, à mesure que le vieillard avance vers le tombeau, il paraît s'attacher davantage à l'existence. Il est vrai que, pour le vieillard peu fortuné, l'existence devient de plus en plus pénible, les nécessités matérielles augmentent, à mesure que diminue sa faculté de travail et par conséquent ses ressources.

Sa volonté affaiblie ne lui permet pas de résister au découragement et il a recours au suicide. Souvent, dans les vieux ménages, c'est la mort d'un des conjoints qui pousse l'autre à hâter le terme de son existence.

Brière de Boismont, recherchant les motifs qui paraissent porter particulièrement les vieillards à cette extrémité, cite en première ligne l'affaiblissement de l'esprit, puis le dégoût de la vie et les infirmités, les chagrins domestiques ou autres et enfin la pauvreté.

Cependant, pour se suicider, les vieillards choisissent ordinairement le genre de mort qui réclame le moins de force de caractère et le plus petit effort volontaire, c'est-à-dire la précipitation ou encore la submersion.

L'enfant, la femme, le vieillard se suicident par précipitation. L'adulte choisit un genre de mort qui demande des préparatifs souvent minutieux et quelquefois une grande énergie.

Citons dans cet ordre d'idées, et pour la rareté du fait, ce centenaire qui, le 7 août de cette année, s'est suicidé en se noyant dans l'Isère.

Mais, le fait le plus curieux de suicide parmi les vieillards est celui qui a été relaté à Pétersberg (Russie) : un paysan, Netfried Astapon, s'est pendu dans son écurie à l'âge de cent vingt ans.

Ceci prouve que la force de caractère et l'énergie peuvent encore être très prononcés à cet âge, contrairement à l'opinion d'Esquirol.

Nous venons d'étudier la disparition graduelle des facultés intellectuelles chez le sénile : mémoire, faculté de perception, association des idées, imagination, attention et volonté, mais le travail de dégénérescence ne s'arrête pas là.

A leur tour, enfin, les sentiments, les affections qui constituent le moi le plus ancien et le plus intime, vont entrer dans l'oubli. Après les idées s'effacent les sentiments, non pas qu'ils commencent à s'effacer après que toutes les idées ont disparu, mais leur disparition est toujours postérieure, comme début, à celles des acquisitions intellectuelles.

Comme le fait remarquer M. Ribot, il peut sembler étonnant que des états, aussi vagues que des sentiments, soient plus stables que les idées et états intellectuels en général ; mais cela s'explique si on réfléchit que les sentiments sont ce qu'il y a de plus profond, de plus intime, de plus tenace en nous. Nos sentiments moraux, c'est en effet la base de notre caractère, c'est-à-dire de ce qui imprime à notre personnalité son cachet spécial pour chacun de nous. C'est par eux que se traduit notre réaction aux modifications qu'impriment à notre personnalité les phénomènes extérieurs et intérieurs. Oublier nos sentiments, c'est ne plus réagir à toutes les impressions qui nous assaillent, c'est diminuer notre personnalité. Leur affaiblissement indique donc la désorganisation de notre personnalité même.

La disparition des sentiments se fait suivant une loi de régression identique à celle que nous avons formulée pour la mémoire.

Cette loi, applicable d'ailleurs à l'intelligence tout entière, est considérée comme le principe qui gouverne toutes les agrégations intellectuelles, affectives, morales et même organiques.

Nous verrons, en effet, les sentiments disparaître dans l'ordre inverse de leur acquisition ; les derniers acquis étant les plus désintéressés et les plus purs.

Spencer divise les sentiments en quatre groupes :

1° Sentiments individuels ou égoïstes. — Ce sont les sentiments qui se rapportent à la conservation de l'individu, à la propriété, à la liberté.

2° Sentiments sociaux ou tenant à l'espèce. — Ce groupe est constitué par les sentiments d'ordre sexuel, familial ou religieux.

3° Sentiments moraux ou altruistes. — Générosité, pitié, sympathie, dévouement, sacrifice.

4° Sentiments esthétiques. — Ce sont ceux qui touchent aux différentes manifestations artistiques. Pour Spencer, ce seraient les plus désintéressés.

D'une façon générale, la vie sentimentale subit des modifications qui se traduisent par des tendances égocentriques. Les sentiments les plus élevés disparaissent les premiers, la générosité, le dévouement, la pitié. Les tendances supérieures, altruistes, s'effacent pour laisser se manifester les instincts inférieurs, égoïstes, qui réclament une satisfaction immédiate.

Certains vieillards, qui passent indifférents à côté des plus grandes infortunes, s'apitoieront sur leur propre sort, si on leur a servi une boisson trop chaude par exemple, ou un mets mal préparé.

A tout ce qui touche leur bien-être personnel, ils apportent une fixité d'attention et un entêtement, qui contraste quelquefois avec le défaut de consistance de leurs déterminations, dans un autre ordre d'idées. Ils satisfont leurs appétits, leurs désirs, tout naturellement, avec une sorte d'ingénuité, ne pensant qu'au bénéfice immédiat de l'action, sans tenir compte du dommage qui peut en résulter, pour eux ou pour d'autres.

Mais, si des considérations élevées n'ont aucune prise sur eux, sur eux, comme chez l'enfant a prise la crainte du châtiment. Celui-ci étant connu et redouté. sa représentation dans l'esprit permet la lutte entre deux motifs contraires, et l'impulsion défectueuse peut être ainsi arrêtée.

Un des premiers signes, prémonitoires d'une modification de la vie sentimentale, c'est une émotivité, une instabilité de caractère telle, que les vieillards, à la moindre contradiction s'emportent sans mesure et se livrent facilement, comme les enfants, à des actes de violence contre autrui et parfois contre eux-mêmes

Cabanis nous en cite un exemple remarquable.

Le célèbre duc de Marlborough, dit-il, que l'on ne peut pas soupçonner d'avoir manqué de fermeté dans sa jeunesse et dans l'âge mûr, devint dans la vieillesse sujet à toutes les petites passions d'un enfant. Il s'attendrissait à la plus légère émotion, il se mettait en colère et pleurait au moindre refus.

Bientôt ou en même temps, apparaît une diminution considérable des sentiments affectifs.

Souvent les vieillards se défient de leur plus proches parents. Leur défiance, même, peut devenir presque pathologique et se changer en animosité.

Très exigeants, d'un égoïsme complètement exclusif, ils aiment à se faire plaindre par leur entourage, sont fort peu reconnaissants des soins qu'on leur prodigue, et ce sont les personnes les plus empressées autour d'eux, qu'ils choisissent de préférence pour les accabler de leur mauvaise humeur. Une irritabilité particulière pervertit leurs sympathies et crée des antipathies absolument inexplicables.

C'est ainsi qu'on assiste, chez certains infirmes, au désaveu de toute une vie et d'un passé honnête. On les voit pris de haine pour leurs enfants ou leurs parents les plus proches, mais en revanche, menés, dirigés par leur gouvernante, faire des testaments multiples et finir par tester en faveur d'un cousin éloigné qu'ils n'ont jamais vu.

L'affaiblissement de l'intelligence, crée toujours une désharmonie entre les idées et le jugement. Ce désaccord est éminemment propre à la naissance d'interprétations erronées, à la perpétration d'actes délictueux, à la mise en jeu d'impulsions soudaines toujours marquées au coin de l'inconscience ou de la niaiserie, et qu'une volonté impuissante ne peut plus réfréner.

L'imagination affaiblie, ne représente plus avec assez de vivacité à l'esprit, les motifs d'ordre moral ou judiciaire, qui pourraient empêcher l'impulsion défectueuse.

En outre, la disparition graduelle des sentiments élevés, la prédominance des préoccupations égocentriques, donnent aux manifestations instinctives une prépondérance marquée dans les pensées et dans la sphère des motifs d'action. Dans ces conditions, le meurtre, les crimes ou les délits sont fréquents ; mais la caractéristique de l'immoralité chez les séniles, c'est la tendance à l'érotisme.

Nous avons déjà vu se manifester cette tendance, quand nous avons étudié la première période de la sénilité, nous l'avons constatée aussi, comme conséquence de la marche rétrograde de la personnalité.

Au point où nous en sommes arrivés de la désintégration sénile, cette tendance se manifeste d'une façon plus accusée et plus franche.

Jusque-là, les manifestations érotiques n'avaient exposé le vieillard qu'au ridicule ou au chantage, elles vont l'amener maintenant devant les tribunaux, où l'expert devra se prononcer sur sa responsabité.

« Il est important de ne pas oublier, nous dit Vibert, que des individus, absolument impuissants, incapables de tout coït, peuvent avoir conservé des appétits génésiques et se livrer à divers actes lubriques.

« Le fait n'est pas rares chez les vieillards, qui, bien que tout à fait incapables d'avoir une érection, commettent toutes les obscénités imaginables, et recherchent souvent des excitations génésiques, en exerçant des attouchements sur des enfants, ou en s'en faisant exercer par eux. »

M. Paul Bernard, dans son travail inaugural, nous montre que les attentats à la pudeur sur les enfants sont surtout commis par des individus âgés de soixante ans et plus.

C'est alors que la faiblesse et l'impuissance arrivent, que ces instincts de débauche honteuse semblent se développer avec plus de force (Brouardel).

« C'est presque exclusivement à des enfants que s'adresse la lubricité criminelle des vieillards, nous dit Tardieu. — Les liens du sang, chose plus triste, ne servent souvent qu'à favoriser ces coupables entraînements. »

En effet, les chiffres cités par M. Paul Bernard nous montrent que le nombre des attentats à la pudeur s'élève avec l'âge des coupables, de même que le nombre des suicides s'élève avec l'âge des suicidés.

De plus, le nombre des individus ayant reçu une instruction supérieure et inculpés d'attentats sur des enfants s'accroît régulièrement.

Le professeur Florence, admet que les attentats à la pudeur chez les vieillards, sont dus surtout au manque d'argent qui leur empêche de trouver des femmes. Ils chercheraient alors ailleurs, la satisfaction de leurs appétits.

L'inversion sexuelle, étant un signe de violente perturbation psychique, se rencontre assez souvent chez les vieillards — Moll cite des vieillards de quatre-vingt-deux et quatre-vingts-huit ans qui continuaient à satisfaire leurs goûts pervers. Nous considérons ces penchants comme une manifestation morbide.

Schopenhauer en conclut qu'elle n'a que des avantages. — « A ces malades, dit-il, la nature a donné des penchants, non pour la femme mais pour l'homme, afin de s'opposer à la dégénérescence physique du genre humain. » — Nous ne citons cette explication par les causes finales que pour sa singularité même. Jamais d'ailleurs on n'a constaté l'inversion sexuelle à l'hospice des vieillards de Lyon.

Les tendances érotiques des vieillards se manifestent encore d'une autre façon, assez inoffensive celle-là.

Les déments séniles se livrant à l'étalage génital sont très fréquents, et les médecins des asiles ont souvent l'occasion d'en observer.

Lasègue a donné à ces malades le nom d'exhibitionnistes. – « Ce sont des individus, dit-il, dans un état intermédiaire entre la raison et la folie, et dont le délire consiste à faire montre de leur personne et snrtout de leurs organes génitaux. »

Un homme, presque toujours, est arrêté pour montrer ses organes génitaux, non pas au hasard, mais à des endroits et devant des personnes déterminées.

La première pensée qui se présente, est qu'il s'agit d'un homme vicieux, ayant épuisé toutes les débauches, et réduit aux dernières ressources d'une excitation impuissante. Il n'en est rien, l'enquête prouve souvent que l'on a affaire à un homme quelquefois riche, non forcément arrivé aux limites de la vieillesse.

La plupart sont des vieillards à intelligence affaiblie. ou même en puissance de démence sénile.

Les actes de l'exhibitionniste ont pour caractère

l'instantanéité, la périodicité et le non-sens reconnu par le malade lui-même. Celui-ci avoue, il dit ne pas avoir subi une impulsion irrésistible quand il s'est découvert ; quelquefois, il est désolé de ce qu'il a fait, mais il ignore absolument pourquoi il a agi ainsi.

Il y a cependant des exhibitionnistes qui, tout en sachant ce qu'ils font, ont perdu la notion de l'immoralité qu'ils commettent. Nous en citerons un exemple emprunté à M. Magnan.

Une vieille femme tombe et se blesse légèrement à la cuisse. Elle relève tranquillement sa jupe et panse sa blessure, assise sur le trottoir. Elle répond en plaisantant aux agents qui l'interpellent et se découvre entièrement.

Au tribunal, elle avoue, et raconte la bonne farce que, dit-elle, elle a faite aux agents.

Les caractères spéciaux que nous avons décrits aux actes des exhibitionnistes, permettent assez facilement à l'expert de les reconnaître et d'en montrer l'irresponsabilité.

Il n'en est pas de même pour les attentats à la pudeur, proprement dits. Là il est très difficile de faire la part, et de l'impulsion érotique, et du degré de résistance à cette impulsion que peut présenter le vieillard, et surtout de l'appréciation exacte qu'il a pu faire de son action elle-même, ainsi que de ses conséquences.

On se basera évidemment sur l'intégrité plus ou moins complète des facultés intellectuelles, mais l'expertise n'en est pas moins très délicate.

CHAPITRE III

Nous avons étudié maintenant la disparition graduelle de l'intelligence, celle des sentiments et les conséquences qui en découlent : il nous reste à étudier la troisième période de la désintégration sénile, c'est-à-dire la démence.

La démence, au point de vue médico-légal, dit Vibert, c'est la diminution ou la perte des facultés intellectuelles, morales et affectives.

Or, nous avons étudié la disparition de ces facultés dans les deux premières étapes de la sénilité. Mais, entre la décadence moindre qui caractérise ces deux périodes et l'extrême dégradation de la période démentielle, il y a un grand nombre de degrés intermédiaires.

Cependant, entre ce que nous appelons la dernière période de la sénilité, préface de la démence, et la démence proprement dite, on peut trouver une période de transition, caractérisée par la persistance des seules acquisitions organiques.

Celles-ci se traduisent par des actions automatiques, s'accompagnant d'une conscience minima, mais dont l'exécution suppose encore un reste d'intelligence.

On voit certains vieillards aller, venir, se lever, se coucher, jouer aux dominos ou aux cartes (Foville) d'une manière correcte.

D'autres continuent à s'occuper des travaux manuels dont ils avaient depuis très longtemps l'habitude.

Bientôt, même ces acquisitions purement organiques disparaissent, alors nous approchons du dénouement, la démence va s'installer en souveraine maîtresse.

Nous avons vu la loi de classification des sentiments d'Herbert Spencer. Pour lui, les sentiments esthétiques, artistiques, sont les plus désintéressés, les derniers acquis. Ils devraient donc disparaître les premiers. Eh bien, il n'en est rien. Souvent, une sonate de Beethoven, quelques vers, émeuvent jusqu'aux larmes certains déments qui ont perdu tous les autres sentiments (Szyskal).

D'autres peuvent encore jouer sur leur instrument un air favori, composer même quelques vers bien cadencés, et cependant, ces malades ne pourraient soutenir une conversation suivie et sérieuse.

C'est que chez eux, la musique ou la poésie étaient pour ainsi dire fonctionnels. En effet, si le romancier écrit, si le poète rime, si le musicien compose, ce n'est pas pour se jouer; les uns comme les autres le font pour se donner à eux-mêmes et aux autres, la conception d'une vie idéale, plus large et plus puissante que la vie réelle.

On peut admettre aussi un pouvoir spécial aux différentes manifestations de l'art (Sryskal).

Et, en effet, nul art peut-être, plus que la musique, n'est capable de remuer en nous ce vieux fond humain de pensées et de sentiments, qui s'accumule depuis des siècles et augmente tous les jours.

C'est ainsi qu'une sonate peut ressusciter pour un instant une colonie de pensées et d'images, de joies ou de craintes, depuis longtemps oubliées.

Cependant, ces dernières lueurs s'éteignent à leur tour devant l'ombre grandissante de la démence terminale.

Nous avons déjà dit que le vieillard n'atteint pas forcément cette troisième période de la sénilité. Quand il l'atteint, ce qui est relativement rare, il peut y arriver soit lentement et progressivement, soit au contraire d'une façon brusque et rapide.

Le passage à la période démentielle ne se fait pas toujours d'une façon paisible et graduelle; en certains cas, la démence survient à la suite d'une période d'excitation, pendant laquelle l'individu a fait preuve d'une énergie factice, de nature parfois à tromper ses amis aussi bien que lui-même.

On le voit, tout à coup, montrer pour ses affaires une activité extraordinaire, se lancer dans la spéculation et faire des achats ou des placements inquiétants, ou bien encore, se jeter dans les excès bachiques ou vénériens, impatient de tout conseil et de toute contradiction, s'irritant de la moindre ingérence, du moindre contrôle, et causant même par sa conduite, les plus grandes inquiétudes et les plus vifs chagrins à sa famille.

Cette exaltation est réellement le dernier éclat d'une énergie qui va s'éteindre, et la démence lui succède souvent sans aucune transition.

Nous en citerons un exemple d'après le docteur Parant (*Annales médico-psychologiques*, 1887) : M. A..., ancien agent-voyer, âgé de soixante et un ans, fit preuve pendant une période électorale, d'une suractivité intellectuelle intense qui l'étonnait lui-même. Il prononçait des discours d'une netteté remarquable, et avec une facilité d'élocution très grande. La période électorale terminée, l'excitation cessa, l'abattement apparut, suivi bientôt de troubles démentiels bien caractérisés.

Le plus souvent, à un âge suffisamment avancé, les choses empirent progressivement, et le déclin continue peu à peu son œuvre d'effacement.

L'individu en vient à ne plus reconnaître ceux qui l'entourent et dont il reçoit constamment les soins, il oublie les choses au fur et à mesure qu'il les voit. Le passé n'est plus qu'un souvenir incohérent, les choses et les personnes s'entremêlent et se confondent, la conversation ne consiste plus qu'en phrases décousues et en radotages sans suite. Le vieillard ne sait plus où il est, les jours de la semaine, les heures n'existent plus pour lui ; il se lèvera pendant la nuit, prétendant qu'il est jour, ou voudra se coucher à midi.

Il se croit astreint à des occupations quotidiennes qui, depuis des années, ont cessé d'être les siennes ; ou bien, il s'étonne de n'avoir pas à les remplir et se fâche contre ceux qui, dit-il, l'en empêchent.

Il ne lui est plus possible de suivre une conversation, à peine comprend-il les questions les plus simples, lorsqu'on les lui adresse directement et d'une voix lente ; parfois, il en saisit bien le sens et veut essayer d'y répondre, mais, avant d'arriver à la fin de sa phrase, il perd le fil de ses idées, il n'en est pas à la moitié, que son esprit se trouble, s'embarrasse, et ses paroles deviennent en conséquence impropres ou absurdes.

Le sentiment et l'intelligence sont enveloppés dans une commune « ruine d'oubli », les ravages de la décadence le mettent dans cette indépendance des passions qui est l'idéal des philosophes.

Pourtant, il arrive par hasard, qu'un souvenir partiel de quelque émotion lointaine, donne à son radotage une animation passagère. Enfin, il en vient à ne plus comprendre du tout ; ses réponses, quand il en fait, sont absolument incohérentes et dénuées de sens (Maudsley).

Il se jette gloutonnement sur ses aliments, ramassant avec avidité les plus petites miettes. Bientôt, le malheureux vieillard tombe dans des habitudes de malpropreté, et perd jusqu'aux instincts et aux penchants de nature purement animale.

Il demeure ainsi, inutile à lui-même et aux autres, jusqu'à ce que l'épuisement ou l'apoplexie l'emporte.

Telle est la marche de la démence sénile, une décadence progressive de l'esprit, jusqu'à ce qu'il ne reste plus rien de ce qu'on peut appeler de ce nom.

Voilà le terme final de l'évolution mentale, lorsqu'aucune maladie accidentelle ou quelque événement brusque ne vient à l'interrompre.

CHAPITRE IV

Cependant, dans certains cas, la décadence sénile de l'individu n'est pas suivie d'une décadence parallèle de l'intelligence, l'esprit reste insénescible, suivant le mot de Lordat qui fut jusqu'à ses derniers jours la preuve vivante de cette exception.

Fleury dit : il y a certainement des vieillards de 60 ans, de 40 ans et même de 20 ans, c'est-à-dire qu'il y a aussi des vieillards jeunes, actifs, entreprenants, malgré leurs rides et leurs cheveux blancs.

Peut-être faudrait-il chercher dans l'intégrité du filtre rénal l'explication de ces trop peu nombreuses exceptions. On comprend en effet que la sénilité puisse être hâtée par une épuration incomplète de l'organisme, retardée au contraire par l'élimination parfaite de tous les déchets organiques. Cette élimination chez les vieillards, ne peut guère se faire que par la voie rénale, car la peau, presque toujours sèche, ne peut y suppléer. Avoir les reins forts, comme on lit dans l'Evangile, serait donc la condition d'une heureuse vieillesse.

Sans doute, il y a des hommes privilégiés qui conservent jusqu'à un âge avancé une vigueur intellectuelle remarquable, parfois même une grande énergie physique, on peut en citer des exemples nombreux : Platon meurt en écrivant à 81 ans, Isocrate compose à 94 ans son *Panathénaïque*. Jules Simon, très vieux, et donnant déjà des signes manifestes de décadence sénile, écrivait chaque jour, dans le journal *le Temps*, des articles pleins de verve et de fraîcheur.

Citons aussi Buffon, Bossuet, La Fontaine, Voltaire, et plus près de nous Biot, Arago, Bouillaud, Thiers.

Cependant, nous avons vu que chez le vieillard, le point de départ de toute idéation, la sensation, est émoussée.

Chez eux, la synthèse du monde extérieur, résultat d'une analyse restreinte est devenue incomplète, ils n'acquièrent plus, et doivent vivre sur le fond qu'ils ont amassé.

Ceci nous permet d'expliquer facilement cette longévité de l'intelligence : elle n'est pas autre chose que la dépense dans la vieillesse des économies de l'âge mûr.

C'est ce dont les grands travailleurs du cerveau nous offrent des exemples.

Enfoncée par l'effort de toute une vie de pensée et de travail, l'empreinte a été si vive dans le cerveau de ces hommes qu'elle s'est gravée dans le détail comme dans l'ensemble, qu'elle a élevé la cellule en dignité et en force de résistance.

Rien d'étonnant alors que malgré le moindre apport et la difficulté d'acquisition, un sol aussi riche produise encore sa moisson, grâce à la multiplicité et à la variété des ensemencements du passé.

Pour ces vieillards privilégiés, il n'y a pas de décadence. Ici s'arrête pour eux la sénilité de l'esprit.

Malheureusement, ces faits sont rares et ne nous autorisent pas à prendre pour exemples ces merveilleuses et exceptionnelles conservations de l'imagination et de la mémoire, comme ces vieillards ambitieux qui s'autorisent de fécondités tardives pour contracter de tardives unions.

Heureux et prudents sont les acteurs qui savent quitter quelque scène que ce soit, après leur dernier applaudissement.

Le vieillard sage exercera son esprit, mais dans une juste mesure, sans le fatiguer inconsidérément, il évitera ainsi cette obscurité profonde qui dès avant la nuit éternelle, vient souvent envelopper l'intelligence, comme on voit l'engourdissement des membres en devancer l'éternelle immobilité.

CHAPITRE V

Nous avons parcouru maintenant dans notre description les trois étapes qui mènent à la démence sénile ; nous allons essayer brièvement de caractériser le degré de responsabilité afférent à chacune de ces périodes de la sénilité.

Etre responsable, c'est offrir une garantie (Brossier). Quiconque est libre de choisir entre le bien et le mal, possède une garantie en lui-même, c'est le moi intellectuel guidant la volonté.

C'est cette liberté de choisir qui rend l'homme punissable par ses semblables ; c'est elle qui fait qu'il doit compte de ses actes à la société qui récompense ou punit, ayant toujours ainsi en vue l'intérêt du plus grand nombre.

Tous les philosophes et toutes les religions, chez tous les peuples, et dans tous les temps, ont reconnu cette liberté morale pour l'homme sain d'esprit.

Il dépend de nous d'être ou non estimables dit Aristote. Platon le premier a indiqué nettement l'influence du physique sur le moral. Nous lisons en effet dans le *Timée* : Les maladies de l'âme naissent de l'état du corps. Les humeurs produisent dans l'âme une variété infinie, de tristesses sombres et de chagrins comme aussi d'audace et de lâcheté, manque de mémoire et difficulté à apprendre. N'est-ce point là, décrites en quelques mots les dégénérescences de toutes sortes qui intéressent la sensibilité ?

La nouvelle école philosophique, avec M. Ribot, l'école médicale moderne, considère la liberté comme identique à la pensée. La mesure de l'une est applicable à l'autre. Aussi, loin de tracer une limite bien tranchée contre la raison et la folie, loin de dire, comme Elias Regnault en 1828, que le bon sens suffit pour distinguer un fou d'un homme qui ne l'est pas, l'école moderne admet la responsabilité atténuée car, un progrès ou un déclin de la pensée, amène un progrès ou un déclin de la liberté, et par suite une responsabilité correspondante.

Il y aura donc responsabilité atténuée dans tous les cas où il y aura un état d'amoindrissement intellectuel ou un moindre pouvoir de résistance.

Nous pourrons donc admettre une responsabilité atténuée dans la vieillesse, avec diminution sensible des facultés et de l'activité consciente, sans cependant qu'il y ait démence, dans le sens médical du mot.

La classification même que nous avons faite des trois périodes de la sénilité, l'exposé méthodique des faits qui les caractérisent, nous permettent de fixer avec assez d'approximation un terme à la responsabilité de ceux qui y sont parvenus.

Nous admettrons que la responsabilité du sénile peut être douteuse dans certains faits de la première période, mais que le plus souvent la vieillesse peut servir d'excuse à certains actes sans en atténuer la responsabilité.

Nous admettrons que celle-ci est limitée et partielle dans la deuxième période, nulle ou presque toujours nulle dans la troisième.

Nous devons à M. le professeur Lacassagne de citer le fait d'une consultation médico-légale relative à la capacité testamentaire d'une dame L... décédé le 5 décembre 1882 à l'âge de 103 ans.

Le tribunal était saisi de la demande en nullité de testaments olographes datant de 1878, 1879, 1880.

MM. les professeurs Lacassagne et Pierret avaient à répondre en qualité d'experts aux questions suivantes :

1° Comment peut-on caractériser au point de vue médical l'état mental de Mme L..., enfance, démence sénile ou autrement ?

2° Cet état étant déterminé, comportait-il des intervalles lucides, quelle en était la nature ?

3° Ces intervalles lucides pouvaient-ils, en raison de leur durée ou de leur nature, permettre à Mme L... de faire un testament ?

En résumant la longue observation dont les éléments ont été empruntés aux dépositions des parties, nous voyons une femme bien élevée, énergique et ferme, souffrant de maux de tête passagers dont elle plaisante volontiers, entretenant une volumineuse correspondance dans un style vif et agréable.

Tout à coup en 1877, âgée de 98 ans, elle perdit l'habitude d'écrire et de répondre aux nombreux parents et amis qui la pressent et l'entourent.

Peu de temps après, au mois d'août 1877, une hémiplégie droite avec aphasie et amnésie s'établit, puis s'amende peu à peu laissant après elle des troubles intellectuels graves, de l'amnésie partielle, de l'indifférence vis-à-vis de ses proches, des préoccupations rétrospectives, des conceptions délirantes à caractère érotique, enfin l'abolition d'une volonté jusqu'alors redoutée.

En effet Mme L...., ne reconnaît plus ses proches, confond les personnes, ainsi elle prend un capitaine de cavalerie pour une demoiselle, elle s'amuse volontiers avec des poupées et se figure être sur le point de se remarier avec un jeune homme.

Ces troubles psychiques semblent cependant coupés d'éclaircies douteuses. En effet, un de ses amis durant une visite d'un quart d'heure témoigne avoir été reconnu par elle. Sa lucidité, dit-il, était manifeste, à condition que les conversations ne durassent pas trop longtemps et qu'elles ne fussent ni compliquées ni difficiles.

Le désordre mental va en s'aggravant en même temps que la perte graduelle des forces. Elle descend peu à peu tous les degrés de la dégénérescence sénile, et tant au point de vue moral qu'au point de vue physique, Mme L... meurt de l'avis de tous en état de démence complète et de gâtisme.

Cette agonie intellectuelle dure six ans et pendant ce temps Mme L..., qui n'écrivait plus, enfante quatre testaments.

La question est de savoir si l'état de Mme L... est la conséquence de son grand âge ou au contraire, l'effet d'une maladie, la démence sénile.

Dans le premier cas, on comprend que les facultés intellectuelles, affaiblies, mais non disparues puissent sous l'influence d'une émotion quelconque manifester une suractivité passagère, suffisante pour faire acte de la vie civile, dans le deuxième cas il n'y a plus faiblesse mais impuissance par le fait même de la disparition des facultés.

D'après ce que nous venons de dire. MM. les professeurs Lacassagne et Pierret distinguent dans l'état mental de Mme L... trois périodes.

1° Période d'extrême vieillesse, jusqu'en août 1877, époque de l'attaque d'apoplexie. Cette dame pouvait pendant cette période accomplir régulièrement tous les actes de la vie civile.

2° Période intermédiaire à 1877 et la fin de 1878 où les symptômes observés sont ceux de la démence commençante.

3° Période de démence confirmée, aboutissant à la mort.

De plus, si l'on examine l'écriture et la netteté des caractères dans les différents testaments, on remarque qu'à mesure que la malade avance en âge, les caractères sont plus tremblés, la ponctuation absente. En outre on constate des fautes d'orthographe inexplicables, le mot Ecully connu depuis longtemps par Mme L... est écrit d'une façon bizarre, des lettres manquent ou sont surajoutées : Eully, Eceully.

Enfin dans le dernier testament, les lignes vont en zigzags, il y a des mots illisibles, des souillures du papier.

En résumé, l'examen des deux testaments est une preuve de plus de l'état démentiel de Mme L... à l'époque où ils furent écrits.

Les conclusions de MM. Lacassagne et Pierret furent les suivantes :

I. — Pendant la première période ou d'extrême vieillesse, Mme L... pouvait accomplir régulièrement tous les actes de la vie civile.

II. — Dans la deuxième période d'août 1877 au commencement de 1879, il y a des symptômes évidents de démence sénile, la maladie n'est pas absolument continue dans ses manifestations, mais les actes civils accomplis pendant cette période sont très discutables.

III. — Pendant la troisième période, dès les premiers mois de l'année 1879, Mme L... est en pleine démence sénile.

Si pendant la deuxième période des intervalles lucides se sont montrés, ils ont été rares et incomplets.

Dans la troisième période les intervalles lucides sont absolument inadmissibles.

Tous les actes civils faits depuis les premiers mois

de 1879 sont nuls et doivent être attribués à une incapable.

MM. Brouardel et Legrand du Saulle ont confirmé ces conclusions point par point.

Nous avons terminé l'étude de la sénilité proprement dite, mais il nous reste maintenant à dire quelques mots de la sénilité précoce, dont l'importance réclame une description particulière.

DEUXIÈME PARTIE

CHAPITRE PREMIER

SÉNILITÉ PRÉCOCE

La vieillesse idéale permet à l'être humain de jouir de toutes ses fonctions de nutrition et de relation, pourvu qu'il en fasse un usage modéré, mais certains sujets s'affaiblissent jeunes, soit physiquement soit intellectuellement. Souvent même, la déchéance de l'esprit précède ou accompagne celle du corps.

L'usure cérébrale, en effet, dépend d'un certain nombre de facteurs variables dont les principaux sont la force de résistance de la cellule et l'intégrité des artères. De plus, les organes peuvent vivre, pour ainsi dire, séparément, il y a de vieux cœurs, de vieilles artères dans un jeune corps.

La calvitie précoce, les cheveux qui blanchissent, les fonctions de reproduction qui s'éteignent, peuvent se concilier, jusqu'à un certain point cependant, avec la persistance des forces et de la santé générale.

Ainsi donc, l'âge n'est pas toujours le facteur unique de la vieillesse, ni même le principal.

Sous le nom de sénilité précoce, nous entendrons celle qui survient avant l'âge de la vieillesse ordinaire, de quarante-cinq à cinquante-cinq ans, quelquefois même plus tôt. Souvent même elle commence de très bonne heure, et les causes de cette déchéance prématurée, ou bien elles sont contemporaines à l'individu qui en est atteint et tiennent au genre de vie qu'il a mené, ou bien elles lui sont antérieures, léguées en héritage par ses ascendants.

En effet une des causes fréquentes de sénilité précoce, c'est l'âge des procréateurs. Il est de notoriété publique que les enfants des vieillards présentent souvent un aspect vieillot qui les a fait désigner par cette expression les « petits saint Pierre le vieux. »

Nous citerons d'après M. le professeur Florence un cas de ce genre chez un étudiant en médecine nommé P..., fils de parents âgés, il disait lui-même avoir des idées de vieillard et se plaire dans leur société. Son aspect était celui d'un sénile ; taille voûtée, cheveux grisonnants, voix faible, gestes courts, habitudes ponctuelles. Il mourut à la suite d'un accès de manie ambulatoire comme on en observe souvent chez les vieillards.

Les causes amenant la sénilité précoce sont donc diathésiques (diathèse arthritique surtout) ou acquises.

Il est bien évident que ces deux ordres de causes peuvent se réunir et produire des effets d'autant plus rapides et plus sûrs, qu'elles s'accumulent en se surajoutant.

Dans cet ordre d'idées, citons principalement les maladies infectieuses, modifiant les processus nutritifs d'une façon telle qu'une simple grippe peut vieillir un individu de dix ans ; expression vulgaire qui indique bien le changement apporté brusquement dans l'organisme par cette maladie.

Il y a en outre les causes dites toxiques, modifiant elles aussi d'une façon puissante les mutations nutritives. Citons en première ligne, l'alcool, le plomb, le mercure, la morphine, enfin tous les stimulants dont on use et abuse à notre époque. Citons encore la misère et ses tristes conséquences, c'est-à-dire soit un défaut d'alimentation, soit une alimentation défectueuse.

En 1871, en effet, Verneuil et Richet ont décrit des cas, où la misère physiologique, l'alcoolisme et les traumatismes, au milieu des épreuves d'une guerre malheureuse, ont transformé en peu de temps des hommes jusque-là robustes et vigoureux, en vieillards impotents et débiles.

En troisième lieu, viennent les causes nerveuses.

On comprend en effet que les troubles du système nerveux, observés dans l'hystérie, l'épilepsie et les différentes psychoses, amènent aussi des troubles nutritifs, la nutrition générale étant sous la dépendance du système nerveux, régulateur unique des échanges nutritifs.

De même, on a remarqué que les héréditaires, d'ordre cérébral ou névrosique, vieillissent de bonne heure et vite.

Nous avons pu nous-mêmes observer de vieilles hystériques. — Vieilles, elles le sont bien peu par leur âge.... à peine cinquante ans, et cependant, le visage est fatigué, sillonné de longues et profondes rides, les cheveux ont blanchi. Souvent même, les maxillaires sont dégarnis et sur tout le corps, on constate les signes d'une sénilité bien confirmée.

Dans l'aliénation mentale, l'aspect est quelquefois plus typique encore, et chez certains aliénés, la décrépitude est de bonne heure à peu près complète.

Dans le même cadre, nous pouvons faire entrer le surmenage cérébral, les travaux excessifs, les soucis, les ennuis, qui certainement hâtent dans l'espèce humaine l'arrivée de la vieillesse, vérifiant ainsi le vers de Ponsart :

La vieillesse vient vite à qui souffre souvent.

Les individus frappés de cette sénilité précoce, le sont, non seulement par leur système cutané : sécheresse et teinte terreuse de la peau, rides, cheveux blanchis ou calvitie, mais leurs fonctions digestives, respiratoires, musculaires, leurs fonctions de reproduction le sont aussi.

Séniles précoces, ils sont frappés, non seulement dans les fonctions de la vie végétative, mais aussi dans les manifestations de la vie intellectuelle et leur état mental subit des modifications que nous nous proposons d'étudier.

Il est des jeunes gens qui sont chauves à vingt-cinq ans, et auxquels une attitude particulière du cou et des bras donne l'apparence de vieillards, mais ce ne sont là que des apparences, les autres organes de l'économie ne présentent pas de sénilité. Nous ne nous y arrêterons donc pas, satisfait seulement d'avoir signalé le fait.

De même pour la sénilité précoce des idiots ou des crétins ; ce sont des pauvres restés pauvres, ils ne peuvent perdre ce qu'ils n'ont pas possédé.

Quant aux troubles mentaux des aliénés, chez lesquels la décrépitude physique accompagne la dégénérescence mentale, leur étude sort des limites que nous nous sommes fixées.

CHAPITRE II

Les troubles mentaux que nous voulons décrire, et qui sont si bien étudiés par M. Charpentier, présentent des caractères généraux et surviennent toujours dans les mêmes conditions.

Souvent, il y a eu un changement assez brusque dans les habitudes de ceux qui en sont frappés, changement voulu ou imposé par une nécessité sociale, et de plus, impossibilité de leur part à acquérir de nouvelles habitudes. Mais, la véritable caractéristique de la condition qui préside au développement de la sénilité et de ses troubles mentaux, c'est l'incapacité de l'adaptation de l'individu à son nouveau genre de vie. Ce défaut d'adaptation, nous ne l'expliquerons pas, nous le constatons seulement.

Les idées chez le vieillard sont comme les pas, elles ne dévient pas, ne vont pas à reculons mais elles ne peuvent suivre : chez les séniles précoces, non seulement les idées ne peuvent pas suivre, mais souvent elles se troublent.

Nous citerons, comme exemple de ce que nous

avançons, une observation empruntée à M. Charpentier. Il s'agit d'une dame de quarante-huit ans.

A la suite du mariage de sa fille dont elle est séparée, cette dame ne peut se faire au changement apporté dans sa vie par cette séparation. Tout l'ennuie, ses travaux journaliers, l'entretien de son ménage, la préparation de ses repas, même, la laissent indifférente. Son aspect extérieur prend, en trois mois, une apparence sénile très accusée et cependant l'examen le plus attentif ne montre aucune lésion, d'aucun appareil ; puis la faiblesse augmente, des insomnies avec terreurs nocturnes se montrent. La mémoire est très affaiblie. Enfin, la malade meurt d'une pneumonie qui avait toutes les allures torpides de la pneumonie chez les vieillards.

Cette femme vivait pour sa fille et par sa fille — celle-ci disparue, tout change — la mère est incapable d'accomplir pour elle même. les mêmes actes qu'elle accomplissait pour une autre. L'adaptation ne se fait pas, et en outre. même les habitudes identiques ne peuvent se continuer, le mobile en étant changé.

De même, il arrive souvent et ce fait est presque d'observation journalière, que des officiers, des employés, dont la vie régulière peut jusqu'à un certain point être comparée à la ponctualité militaire, ne peuvent se créer de nouvelles habitudes quand ils prennent leur retraite. Ils vieillissent plus vite dans le repos que dans l'activité.

A l'appui de cette opinion, M. Legrand du Saulle

cite le fait que la mortalité chez les officiers à la retraite est de 22 $_0/^0$ dans la première année qui suit leur mise à la retraite, et ce chiffre élevé n'est plus atteint les années suivantes.

Souvent, on constate, outre l'apparition rapide des caractères de la vieillesse, des troubles mentaux dont le caractère dépressif est nettement marqué. Ils affectent presque toujours une forme mélancolique, anxieuse, hypocondriaque ou même panophobique. L'agoraphobie est une des phobies que l'on rencontre le plus souvent.

A ce propos, nous citerons le cas d'un gardien de la paix. Cet homme, ayant servi dans l'armée régulière, puis sous-lieutenant de la garde mobile, fut ensuite gardien de la paix vers l'âge de quarante ans.

Sa santé avait toujours été bonne, lorsque, il y a deux ans sa femme l'abandonna, lui laissant ses enfants. Alors, apparurent des symptômes d'affaiblissement général, et depuis six mois, il présente, chose remarquable pour un ancien gardien de la paix, une peur exagérée des voitures. Il craint toujours « que la distance ne soit assez grande et qu'il soit écrasé ». Inquiet dans une rue sans trottoir, jamais il ne traverse une place, et il ne sort qu'avec son fils âgé de huit ans qui doit le prévenir.

Cependant, sa force musculaire est bien conservée et on ne trouve rien à l'examen des différents viscères.

D'autres sujets, surtout des femmes, présentent des troubles mentaux associés à la sénilité précoce. Ces sujets, ordinairement d'après Charpentier des prédisposés héréditaires, présentent une caractéristique spéciale. Ils ne veulent et ne savent pas vieillir ; le moindre pli du visage, la moindre décoloration du système pileux, les plonge rapidement dans la tristesse la plus profonde et la plus grande anxiété. Ils obsèdent leur médecin par leurs craintes multiples et leurs supplications importunes, pour faire disparaître les effets du temps.

Leurs craintes ne sont souvent que trop fondées, car chez eux, la dissolution marche rapidement.

Enfin, il est un troisième groupe de sujets présentant aussi l'association des troubles mentaux et de la sénilité précoce.

Il s'agit, en général, d'individus des deux sexes, ayant parcouru leur carrière jusqu'à quarante-cinq ou cinquante-cinq ans, avec une activité, une persévérance remarquables, et un déploiement parfois considérable d'intelligence. Des revers ont pu être supportés sans faiblesse, mais, arrivés à cette période, brusquement, on les voit blanchir et grisonner. En peu de temps, les traits s'altèrent, le regard se ternit, la voix se casse on devient dolente.

Chez eux, on sent toujours la fatigue imminente, quel que soit leur soin à la dissimuler. Bientôt, ils sont contraints de prendre un repos définitif, conscients quelquefois de leur décadence intellectuelle.

Pour M. Charpentier, ces hommes, soutenus et dominés toute leur vie par une idée fixe, noble souvent :

ambition, recherches scientifiques, désir d'acquérir des richesses ou d'assurer l'avenir de leurs enfants ; ces hommes sont tout à coup abandonnés par elle, avant même que le but imposé ne soit atteint.

Le début du mal est souvent pressenti : « Je me sens devenir vieux », disent-ils, et dans leur entourage, ils laissent souvent entendre qu'ils ont besoin de repos.

Ces cas se rencontrent chez des hommes de science, des littérateurs, des hommes politiques. Dans la classe des négociants qui ont prospéré, le fait est fréquent.

Quelquefois, leur mémoire s'affaisse pour les faits récents, comme cela se passe chez les vrais vieillards, mais, le souvenir de leurs travaux, des services qu'ils ont rendus, persiste, et cette persistance les amène à en faire une glorification trop élogieuse et à se plaindre de l'ingratitude des hommes.

Leur susceptibilité augmente, ils deviennent irascibles, et bientôt surgissent des idées de misanthropie, de mépris pour la société, dont ils ne voient que les défauts.

Quelquefois même on a vu apparaître des idées de persécution ou de suicide.

Les notions de justice subissent, comme la mémoire, une évolution inverse du mode suivant lequel elles ont été acquises. Ils méconnaissent les injustices qu'ils commettent envers les autres, méconnaissent les droits d'autrui, mais, défenseurs tenaces des leurs, ils arrivent même pour les soutenir, à des voies de fait ou des menaces qu'ils croient légitimes.

Quelquefois, ils ne remplissent pas leurs engagements, car ils en ont oublié la valeur morale. Ils s'étonnent des rigueurs de ceux qu'ils ont lésés, les trouvent injustes et veulent les réprimer, au nom d'une justice dont ils n'ont plus qu'une notion enfantine.

Ces faits sont souvent observés chez des personnes que leur situation sociale, leur éducation, leur vie antérieure, semblaient mettre pour toujours à l'abri de tels emportements et de telles erreurs.

Cet affaiblissement intellectuel précoce, avec marche rétrograde du discernement, nous paraît mériter au point de vue médico-légal une considération spéciale.

La responsabilité de ces séniles, entrainés à commettre certains délits, doit être forcément limitée. Parfois, même, si les autres traits de l'affaiblissement intellectuel sont peu saillants, il y aurait lieu de tenir un compte rigoureux des traits physiques de la sénilité précoce, pour atténuer la responsabilité dans certains cas particuliers. Il y aurait lieu aussi de rechercher chez les jeunes séniles précoces, dans quelle mesure ils sont aptes au service militaire.

CHAPITRE III

Des symptômes tout à fait semblables à ceux que l'on observe dans la vieillesse peuvent se produire d'après Maudsley à la suite de maladies infectieuses, après les blessures à la tête, ou un ictus apoplectique. On trouve souvent un premier degré de défaillance de la mémoire, l'attention n'est plus capable de suivre un long raisonnement, ni toute opération de l'esprit exigeant un effort soutenu.

Outre cette incapacité de saisir les impressions présentes, on observe alors, comme dans la démence sénile, une étonnante activité des idées anciennes, et le réveil de souvenirs qui paraissaient complètement effacés. La mort, quand elle n'est pas soudaine, amène souvent ces mêmes phases de souvenirs fugitifs et de courtes lueurs de l'esprit.

« Rien d'étonnant si les pensées de l'enfance reviennent alors, et si l'homme qui meurt balbutie parfois des mots dont il ne se servait point dans son âge mûr. Ceux donc, qui prétendent attacher à ces mots, lorsqu'ils ont une signification religieuse, beaucoup d'importance, devraient bien réfléchir qu'ils assistent à une scène pathologique et prendre garde qu'ils tirent avantage des phénomènes marquants de la dégradation de l'esprit. » (Maudsley).

Pour M. Lunier, les hémiplégiques devraient entrer dans le cadre des séniles précoces, c'est à ce titre que nous dirons quelques mots de l'aphasie.

Il est bien évident que des problèmes difficiles se présentent plus d'une fois, relativement au degré d'entendement dont jouit réellement une personne aphasique.

Puisqu'elle n'a plus à sa disposition les moyens ordinaires par lesquels l'intelligence se manifeste, il est nécessairement malaisé de mesurer cette intelligence. Aussi les testaments faits par des individus en cet état ont-ils donné lieu à des contestations.

Quelques observateurs, parmi lesquels il faut en première ligne citer Trousseau, ont soutenu que dans l'aphasie, l'intelligence est toujours plus ou moins défectueuse.

Certaines personnes cependant qui ont été aphasiques, affirment que pendant tout le temps qu'a duré leur aphasie, leur intelligence est restée intacte. Pour Trousseau, ces personnes se faisaient illusion sur leur état.

En tout cas, ce qui nous importe dans la pratique, c'est de savoir si un aphasique est en état de faire un testament valable. Il est fort possible que, tout en étant incapable d'une pensée soutenue, tout en ayant souffert d'une altération de la pensée, du sentiment et de la volonté, il puisse néanmoins se rendre un compte exact de la nature et du montant de sa fortune, et soit en état d'exprimer sa volonté quant à l'usage qu'il en prétend faire. Ce que l'on peut affirmer, c'est que les faits ne nous autorisent pas à dire qu'un aphasique est nécessairement destitué de la capacité testamentaire.

Certains aphasiques, en effet, arrivent par divers moyens à se faire comprendre : Maudsley cite le cas d'un aphasique qui parvenait à exprimer sa pensée, en désignant par un signe approbatif la page, la colonne et le mot voulu dans un dictionnaire qu'on feuilletait devant lui.

Lordat qui devint aphasique à l'âge de 55 ans et qui guérit, pouvait, dit-il, combiner des choses abstraites et les bien distinguer sans avoir aucun mot pour les exprimer et sans penser le moins du monde à cette expression.

On pourrait peut-être aussi ranger les ataxiques parmi les séniles précoces. Leur égoïsme, leurs appréhensions avant chaque déplacement peuvent jusqu'à un certain point se comparer à ce qu'on observe chez les vieillards.

CHAPITRE IV

Nous devons étudier maintenant la sénilité précoce, causée directement par une intoxication.

Nous passerons rapidement sur les troubles mentaux que peuvent produire le plomb et le mercure. Ces troubles se confondent avec ceux de la démence, et il n'est pas rare, aux environs d'Almaden, de voir dans les chaumières de mineurs, un être impotent, tristement assis au coin de l'âtre, indifférent à tout ce qui l'entoure, c'est une victime du mercure.

Mais, si nous arrivons aux divers toxiques qui servent d'excitant journalier à l'homme moderne, nous voyons très nettement que leur usage hâte la déchéance de l'individu, et, souvent même, la crée de toutes pièces. La vieillesse anticipée est toujours le fruit de l'intempérance, a dit Lesage.

L'alcool, en effet, soit pur, soit associé à différentes essences, est un des facteurs les plus puissants de la sénilité prématurée. De même que dans la vieillesse vraie, les différents appareils subissent des altérations, et voient leurs fonctions diminuer, l'alcoolique digère mal, mange peu, est souvent affecté d'un catarrhe pulmonaire, ses forces musculaires diminuent, l'anaphrodisie est presqne toujours la règle et MM. Kœlsch et Lancereaux ont même décrit une atrophie testiculaire due à l'alcool.

Souvent même, l'alcoolique se voûte, sa démarche est incertaine, ses mouvements rendus inhabiles par le tremblement.

Au point de vue intellectuel, même déchéance, se rapprochant beaucoup de la sénilité. L'amnésie s'installe, mais elle se distingue de l'amnésie sénile en ce qu'elle porte sur les faits anciens, le vieillard oubliant surtout les faits récents.

Comme un vieillard, l'alcoolique est irritable, capricieux, il prend en haine son entourage, sans raison plausible. Les sentiments affectifs et moraux disparaissent, et, si les habitudes alcooliques ont été trop prolongées, le malade tombe dans la démence.

Le tabac a été accusé d'amener une sénilité prématurée, mais on ne relève guère contre lui qu'une amnésie partielle, portant surtout sur les noms propres, et disparaissant d'ailleurs quand on cesse l'usage ou plutôt l'abus du tabac.

Le haschisch, après une période d'excitation pendant laquelle les idées restent lucides et coordonnées, agit au bout d'un certain temps sur la volonté.

Le mangeur ou fumeur de haschisch est irritable, capricieux, il menace même, mais sa menace, il ne peut la mettre à exécution, l'énergie lui fait défaut. Paresse et incapacité, tel est son état, manie et démence, telle est sa fin,

Son facies est celui d'un homme irrésolu, hésitant, il semble courbé sous un invisible fardeau. Son aspect est celui d'un hydrémique.

Le kawa-kawa, poison enivrant dont les Océaniens font une liqueur, amènerait aussi, à la longue, du tremblement, de la somnolence et même l'abrutissement (Lewin).

L'Angleterre, et surtout l'Irlande septentrionale, a vu éclore une passion nouvelle. Cette passion c'est l'éthéromanie.

Richardson raconte que dans le village de Draperstown (comté de Londonderry), l'éther a complètement détrôné le wisky.

Les uns, et ce sont les plus nombreux, boivent l'éther, d'autres le respirent. Chez les uns comme chez les autres, on observe d'importantes modifications du caractère : l'éthéromane devient irritable et il est sujet à des accès d'abattement complet et de profond découragement. Une paresse insurmontable vient compliquer une grande prostration physique et morale.

La force musculaire disparaît, on observe un léger tremblement, mais le malade n'arrive jamais au même degré de déchéance que l'alcoolique.

En France, certains individus, surtout des femmes, recherchent seulement dans l'éther une excitation très fugace. Ils se contentent d'en respirer quelques gouttes sur un mouchoir. Cette pratique, quoique nocive, ne paraît pas avoir amené encore les accidents dépressifs que nous venons de décrire.

Il nous reste pour terminer l'étude de la sénilité précoce, à dire quelques mots d'un poison de l'intelligence d'autant plus terrible qu'il frappe la société à la tête, nous voulons parler de la morphine.

Nous laisserons de côté les thériakis ou mangeurs d'opium et les fumeurs d'opium, ceux-ci sont évidemment des séniles précoces, mais nous étudierons surtout le morphinomane moderne,

Toutes les classes de la société, mais surtout les classes élevées sont en butte aux attaques de la morphine. Le savant qui en étudie les effets, le malade dont elle calme les souffrances, le malheureux qui recherche l'oubli, le désœuvré qui veut éprouver des sensations nouvelles, tels sont ceux qui, se laissant charmer par les attraits puissants du poison, arrivent bien vite à la déchéance physique et intellectuelle. Ball nous dit : « On entre dans la morphinomanie par la porte de la douleur, de la volupté ou du chagrin. Une fois sur la pente, il est difficile de s'arrêter. On n'est d'ailleurs pas retenu par la honte, car l'ivresse morphinique n'a rien d'infamant pour les gens du monde. »

L'aspect du morphinomane a tous les caractères de la vieillesse prématurée. Le teint est terreux, les rides précoces, les traits s'affaissent, le visage est immobile, sans vie et sans expression. La force musculaire est considérablement diminuée, les facultés génitales sont à peu près abolies. En même temps on constate un affaiblissement marqué des sentiments affectifs et moraux, l'indolence et l'apathie dominent.

Le morphinomane sacrifie tout à sa funeste passion, sa facilité pour mentir est remarquable, le vol lui-même, quand il a pour but de lui procurer de la morphine, lui semble tout naturel.

Maintes fois d'ailleurs, les tribunaux se sont prononcés pour l'irresponsabilité des morphinomanes accusés de vol.

Enfin le morphinomane se désintéresse du soin de sa personne. Si on ne l'y forçait, il ne prendrait même pas les soins les plus élémentaires de propreté, et il termine son existence dans le marasme et la démence.

Il semble que, à notre époque, l'homme ne puisse se passer d'un excitant quelconque, qui lui permette une activité exagérée.

Ce que nous avons voulu montrer dans cette courte étude des principaux toxiques employés dans ce but, c'est que leur usage hâte de beaucoup la déchéance de l'individu. Sous leur influence, les années comptent double, et le sens moral, l'intelligence, subissent des modifications qui ont bien des points communs avec celles que l'on observe dans la sénilité.

TROISIEME PARTIE

LES PSYCHOSES DES VIEILLARDS

Il nous reste pour terminer l'étude de la sénilité à dire quelques mots des psychoses séniles, c'est-à-dire des psychoses dont le début s'observe dans la vieillesse.

Pour M. Pécharman, les psychoses des vieillards ont un fond identique à celles de l'adulte, ce fond étant d'ailleurs modifié par des anomalies dues à la démence ou simplement à la sénilité. D'une façon plus explicite, nous dirons que la sénilité imprime un cachet particulier aux différentes psychoses. Avec M. Pécharman, nous rangerons la démence délirante parmi les psychoses.

Ce qui domine dans la démence délirante, c'est l'égoïsme, témoin cette démente de quatre-vingt-trois ans qui passe son temps à se faire des tisanes ; indifférente à la mort de ses proches.

Les associations d'idées n'étant plus dirigées vers

les conceptions générales, elles ont une tendance égocentrique, de là, des idées hypocondriaques.

Le dément sénile délirant est excité ou déprimé. S'il est excité on voit naître des projets extravagants, une suractivité bizarre.

Mais les projets sont marqués au coin de l'affaiblissement intellectuel, et ne reçoivent qu'un commencement d'exécution. La sphère génitale est aussi hyperexcitée, mais tout cela dure peu et bientôt la démence s'affirme.

S'il est déprimé, le vieillard délirant interprète mal les vagues sensations de malaise, que lui cause le sourd travail de régression dont il est l'objet, il devient hypocondriaque ou persécuté.

Sa logique mentale affaiblie peut aussi mal interpréter ce qui se passe autour de lui, et l'amener alors au délire de persécution.

Les actes délictueux sont fréquents dans ces cas. Ils sont presque toujours en disproportion flagrante avec les motifs. Le vieillard ne résiste pas à l'impulsion, nous dit M. Pécharman, il la subit très vite, ce qui explique le suicide fréquent chez ces malades qui se tuent quelquefois pour une raison futile.

La manie est plutôt rare chez le vieillard, l'accès est peu ou pas différent de celui de l'adulte. Les idées ambitieuses s'observent souvent, surtout à la suite d'excès alcooliques.

La mélancolie est au contraire très fréquente chez

le vieillard. Pour Fürstner, les mélancoliques constituent la majeure partie des vieillards qui deviennent aliénés. A propos de trois cents séniles évacués des asiles de la Seine et hospitalisés à la colonie familiale de Dun-sur-Auron, M. Marie signale la fréquence des psychoses mélancoliques tardives, avec tendances au suicide.

M. Vallon note la fréquence très grande de la mélancolie et indique la légitimité de l'accès, car, chez le vieillard misérable, dit-il, l'existence devient particulièrement difficile.

« La mélancolie du vieillard diffère de celle de l'adulte, par l'exaltation du sentiment de la conservation personnelle, de l'amour de la vie ; sans doute parce que le vieillard ne voit plus la mort sous les traits d'un bienfaisant libérateur...., il sait qu'elle viendra, pour lui comme pour ceux qu'il a perdus, escortée de la souffrance et de longues douleurs. » (Reveillé-Parize).

Le vieillard mélancolique a peur qu'on ne lui fasse du mal, qu'on ne le vole, qu'on ne le ruine, qu'on ne le tue, il ne dort plus, et ne cesse de se plaindre ou pleurer.

Quand le vieillard persécuté devient persécuteur, il réagit plutôt contre celui qu'il accuse de lui voler ses biens, l'adulte contre celui qui lui vole sa pensée. Souvent, nous avons pu noter des idées de suicide ; le malade se croyant dépouillé de sa fortune et réduit à la misère la plus extrême, pense ne plus pouvoir échapper que par la mort aux maux qui l'attendent.

Les différentes obsessions ou phobies qui peuvent atteindre le vieillard, ne diffèrent pas sensiblement de celles qu'on observe chez l'adulte.

Quelles sont les causes des psychoses séniles ?

Pour M. Pécharman, toutes les fois qu'une psychose s'installe chez un vieillard, dément ou non, elle est imputable à l'hérédité.

M. Ritti admet comme causes des psychoses séniles, les modifications organiques accompagnant la vieillesse, et la résistance moindre qu'oppose le cerveau sénile aux ictus moraux et autres.

Ces deux opinions, vraies toutes deux dans un certain nombre de cas, sont très facilement conciliables.

On peut admettre en effet, qu'un cerveau prédisposé, qui a pu résister pendant toute la vie à toute déviation morbide, finit enfin par céder dans la vieillesse, vaincu par l'insuffisance nutritive et le travail normal de régression sénile.

D'une façon générale d'après M. Ritti, l'érotisme constitue une manifestation délirante qui s'observe dans presque toutes les psychoses de la vieillesse. Qu'il s'agisse de la manie, de la mélancolie, ou du délire systématisé, on trouve chez tous les malades, une suractivité marquée dans la sphère du sens génital, se manifestant au dehors, par des paroles, des gestes, des actes, souvent de la plus grande obscénité.

A l'appui de cette opinion, M. Vergely, de Bordeaux, cite six cas de mélancolie tardive chez des femmes dont la plus jeune avait soixante ans, et la plus âgée quatre-vingt-dix.

Toutes présentent des manifestations érotiques, les unes légères, les autres très accusées ; l'une se borne à chanter des chansons légères, les autres profèrent des discours obscènes, se masturbent avec frénésie et ont même des hallucinations érotiques.

Quelquefois, d'après M. Christian, les manifestations érotiques sont constituées par des préoccupations de jalousie morbide, pouvant aller jusqu'à la perpétration d'actes délictueux.

Ainsi, Despine cite un vieillard qui en quelques jours avait eu des relations avec une vingtaine de femmes et qui tua sa fille de jalousie.

Le plus souvent, cette jalousie a pour base l'érotisme psychique, coexistant avec la perte des aptitudes fonctionnelles génésiques.

La médecine légale des psychoses de la vieillesse est soumise aux règles ordinaires de la médecine légale des aliénés, mais les cas relatifs à la capacité y sont peut-être plus nombreux que ceux concernant la responsabilité. La tâche de l'expert est dans certains cas très délicate et il est quelquefois difficile de caractériser les différentes psychoses, souvent masquées par les dégénérescences mentales dues à la sénilité.

RÉSUMÉ ET CONCLUSIONS

I. — La vieillesse est la période de déclin normal de l'organisme, intermédiaire à la croissance et à la mort. Elle résulte d'une diminution d'intensité dans les fonctions d'organes affaiblis par la durée même de leur activité.

II. — L'évolution sénile est un processus physiologique, se traduisant par un aspect spécial. Cet aspect est la conséquence d'un processus atrophique compliqué de dégénérescences. Ces dégénérescences n'étant qu'un phénomène particulier de la vie cellulaire (Canstatt) et l'atrophie, résultant de la prépondérance de la désassimilation sur l'assimilation.

III. — Nombre de vieillards parviennent à un âge avancé en conservant l'usage de leurs facultés, un co mmerce agréable et même leur vigueur physique.

IV. — Au point de vue mental, l'évolution sénile

peut se diviser en trois périodes admettant entre elles de nombreuses transitions.

V. — La *première période*, est caractérisée surtout par une tournure d'esprit particulière, et des manifestations instinctives mal réprimées.

Le vieillard reste maître de ses facultés, mais ne peut plus, ou que très difficilement acquérir de nouvelles notions.

VI.— La *deuxième période*, préface de la démence, est caractérisée : 1° par la disparition graduelle des facultés intellectuelles ; 2° par la disparition graduelle des facultés affectives et des sentiments ; 3° par le retour à l'instinct.

VII. — La disparition des facultés et des sentiments se fait dans l'ordre inverse de leur acquisition : les plus complexes et les plus élevés disparaissent les premiers.

VIII. — L'affaiblissement de l'intelligence et de la vie sentimentale crée toujours, entre les idées et le jugement, une désharmonie éminemment propre à la naissance d'interprétations erronées, à la perpétration d'actes délictueux ou à la mise en jeu d'impulsions soudaines.

Ainsi est expliquée la fréquence du suicide chez les vieillards, les attentats à la pudeur et l'exhibitionnisme.

IX. — Les acquisitions artistiques ne suivent pas la loi de régression d'Herbert Spencer.

X. — La *troisième période* est la période démentielle.

Les vieillards y parviennent ou insensiblement, ou brusquement, après une période de suractivité physique et intellectuelle.

XI. — Chez certains vieillards, la déchéance physique ne s'accompagne pas de déchéance intellectuelle.

L'esprit reste insensible, grâce à de très nombreuses acquisitions faites avant l'arrivée de la vieillesse.

XII. — Nous admettons une responsabilité presque toujours entière à la première période de la sénilité — partielle et limitée à la deuxième — nulle à la troisième.

XIII. — Certains individus vieillissent très vite, ce sont des séniles précoces. La sénilité précoce est due : 1° à des influences diathésiques, héréditaires ou acquises; 2° à des infections ; 3° à des intoxications.

Les troubles mentaux sont identiques, ou à peu près, à ceux qu'on observe dans la sénilité normale.

XIV. — La mélancolie est celle des psychoses qu'on observe le plus fréquemment dans la vieillesse.

Toutes les psychoses séniles se manifestent surtout,

par une exaltation du sentiment de la conservation personnelle et de la propriété, et par des tendances érotiques.

Leur fond est identique à celui des psychoses de l'adulte. Leur médecine légale est soumise aux règles ordinaires de celle des aliénés.

INDEX BIBLIOGRAPHIQUE

Archives für psychiatrie und Nerven Krankeiten, 1889.

Archives de médecine, 1892.

Archives médico-psychologiques, 1847, t. IX et XVII.

Archives médico-psychologiques, 1887, t. I et II.

Archives médico-psychologiqnes, 1889.

Annales d'hygiène publique, 1891.

Archives de Neurologie, 1885.

Archives de Neurologie, 1895.

D'ASTOR. — Etat mental des Cardiaques, thèse de Paris, 1881.

BELUZE. — Ethéromanie, thèse Paris, 1885.

BERNARD (Paul). — Thèse de Lyon, 1886.

BROSSIER. — Responsabilité au point de vue mental, Thèse Paris, 1885.

BINET. — Étude de Psychologie expérimentale.

BAIN. — L'Esprit et le Corps.

BRIÈRE DE BOISMONT. — Suicide et Folie.

BOURRUT. — Variations de la personnalité.

BOY-TEISSIER. — Leçons sur les maladies des vieillards.

CHÉREAU. — Aphasie transitoire des fumeurs, thèse Paris, 1895.

CHARCOT. — Maladies des vieillards.

CHAMBARD. — Morphinomanie.
CABANIS. — Rapports du physique et du moral.
CORRE. — Crime et suicide.
COLIN. — Mélancolie.
CHARLES. — Éléments de Philosophie.
DOYEN. — Terreurs morbides et délire émotif. thèse Paris, 1885.
Dictionnaire Jaccoud. — Article Ages.
Dictionnaire Dechambre.—Articles Ages et Exhibitionnistes.
DURAND FARDEL. — Traité des maladies des vieillards.
DEVERGIE. — Traité de Médecine légale.
FODÉRÉ. — Traité de Médecine légale.
FÉRÉ. — Pathologie des émotions.
Gazette hebdomadaire 1885-1895.
Gazette hebdomadaire 1877.
GAUDRY. — Morphinisme pénal, thèse de Paris, 1886.
GEFFROY. — Revue clinique des divers critériums proposés pour la détermination de la responsabilité en matière criminelle, thèse Bordeaux.
GOJANSKY. —Vieillesse et opérations sur les vieillards, thèse Paris, 1895.
JANET. — Etat mental des hystériques.
Jean LOUIS. — Etude sur les aliénés dits criminels, thèse Paris, 1885.
Lyon Médical, 1878.
LEGRAND DU SAULLE. — Traité de Médecine légale.
LACASSAGNE. — Précis de Médecine légale.
LACASSAGNE. — Consultation médico-légale, mai 1884.
MAUDSLEY. — Crime et folie.
MAUDSLEY. — Pathologie de l'esprit.
MICHÉA. — Traité de l'hypocondrie.
Mercredi médical, 1895.
Progrès médical, 1888.
PÉCHARMAN. — Essai sur les psychoses de la vieillesse, thèse Paris, 1893.

PIERRET. — Cours de 1896.
REVEILLE-PARIZE. – Etude sur l'homme.
RIBOT. — Maladies de la personnalité.
RIBOT. — Maladies de la mémoire.
RIBOT. — Maladies de la volonté.
Revue des Sciences médicales, n° 35.
Semaine médicale, août 1895.
Semaine médicale, 1884.
SZYSKAL. — Lois de régression dans la démence, thèse Paris, 1891.
SOLLIER. — Troubles de la mémoire
TAYLOR. — Médecine légale.
TARDIEU. — Etude médico-légale sur les attentats aux mœurs.
THIERRY. Responsabilité atténuée, thèse Paris, 1891.
TROUSSEAU. — Cliniques médicales.
Union médicale, 1878.
VIBERT. – Précis de Médecine légale.

www.ingramcontent.com/pod-product-compliance
Ingram Content Group UK Ltd.
Pitfield, Milton Keynes, MK11 3LW, UK
UKHW020935180726
13838UKWH00002B/955

9 782329 379609